脳と心の考古学

統合失調症とは何だろうか

糸川昌成
Itokawa Masanari

日本評論社

まえがき

心はどこにあるのかと問われれば、多くの人は額のあたりを指さすのではないだろうか。なかには胸のあたりに触れる子どもがいるのかもしれないが、どこかで聞いたハートという言葉に影響されてのことだろう。インターネットやテレビで、セロトニンが減るとうつ病になるとか、〝ゲーム脳〟はキレやすいと言っていたからには、心は脳の働きなのだろうと素朴に考える。

あるいは、病気とはどういうことかと問われれば、多くの人は糖尿病やがんを思い浮かべて、不摂生やストレスで健康を損ねること、と答えるだろう。少し健康情報にくわしい人なら、がんは、発がん物質によってDNAが傷ついて……などと付け加えるかもしれない。さらに、傷ついたDNAの修復できなさ加減は遺伝するけれど、タバコや過度なアルコール摂取といった環境要因を避ければ、修復力の低い遺伝要因があったとしてもがんの発生率は下げることができると、朝のラジオ番組で聞いたことを思い出す。

心と病について氾濫する情報の大半が示すこの屈託のないわかりやすさは、はたして本当にその通りなのだろうか。それについて丁寧に考えてみたのが本書である。テーマが心と病だから、精神医学や内科学が登場するのは当然として、いつのまにか人類学や哲学、歴史、宗教へと話題が拡散してしまった。

筆者の本業は科学者なので、文献をあたって検討し、そこで見つけた疑問をさらに文献で確かめるといった作業に比較的慣れている。さらに、筆者は精神科医でもあるので、文献の内容や疑問を臨床での経験に照らすことができたし、同時に科学者として実験室での出来事と重ね合わせて吟味していたら、〝期せずして〟言及する領域が広範囲になってしまったような気がする。

心は脳の働きだろうという素朴な印象。そこに疑いの眼差しを向け続けた探究は、いつしか心の源をたどる旅となり、それが脳の始まりを探る冒険となって、いつの間にか生命の始まりまで四〇億年も遡ってしまった。『脳と心の考古学』と銘打った所以である。

多くの読者は、本書を読み進むうちに、心があっけらかんとわかっていたはずのものと異なることに気づかれるだろう。そして、こと心に関する限り、病気であることの意味が身体のそれとかなり異なることに気づいて愕然とするのではないだろうか。

できれば、読み終えるあたりで少し希望が湧くことになればとも期待している。なぜなら、ようやくたどり着いたそこで、私は自分が今ここに存在している奇跡に納得できたからだ。それは、実験室と病棟を行きつ戻りつしながら心のありかを探り進むなかで、たまさかの寄る辺になりえた結論だった。

目次

第1部 統合失調症とは何だろうか

第1章　統合失調症は分子生物学で解明できるのか

君はプレヤデスの鎖を結びオリオンの結びを解きうるか。君は金星を正しき時に導き出し大熊座のもろ星を導くことができるか。君は天の法《のり》を知っているか、天で記されたことを地で行なうことができるか。君は君の声を雲間にまで上げ、大水に君の身をおおわせうるか。

――「ヨブ記」（関根正雄訳）

家族の祈り

統合失調症は遺伝しますか。ご家族から、あるいは当事者ご自身からもだが、よく訊かれる質問である。この問いは、否応なく、あたかも出会いがしらのようにして、この病とかかわりをもたざるをえなかった人々からの懸念の表明である。人生のまだ始まったばかりともいえる大事なこの時期に、いよいよこれから未来が拓かれるという大切なタイミングが挫かれるようにして、この病を得てしまったわが子が、果たして回復したのち伴侶に恵まれたとして、生まれてくる子どもに同じ病気がどれくらい起きるのだろうかと。裏を返せば、遺伝してほしくない。気をつけて過ごせば発症することはない、すなわち過ごし方という環境のせいで病気になったり、あるいはならなかったりもするのだと気持ちをまとめたい。質問を受けるたびに、そんな祈るような切ない期待を感じる。

あるていど体質もありますがストレスなど環境も影響しますよと、医者ならば答えるだろう。少しばかり科学論文や教科書の解説を引きながら、遺伝と環境の交互作用ですと付け加える。もう少し専門的に、遺伝にはメンデル型の単一遺伝子疾患と、非メンデル型の複雑遺伝子疾患があって、統合失調症は生活習慣病、たとえば高血圧や糖尿病と一緒で後者ですよ、などとまとめる。

親御さんの表情に困惑が漂うように感じるのは、なぜ、この子に子どもが生まれても大丈夫とははっきり言っていただけないのだろうかとの想いが、佇まいまで覆いつくすから。

何も、医者ははぐらかそうとしているわけではない。実は、遺伝と環境の関係が、あまりはっきりとはわかっていないから、ご家族が知りたいポイント、なぜうちの子が、という持って行き場のない悲しみに応えられないでいるのだ。

遺伝因と環境因

一般的に環境のせいで病気が起きる、いわゆる環境因という場合、「ある環境の下ではその病気にかかる」といった意味で使われることが多い。その病気の成り立ちから、個人の体質はあまりか

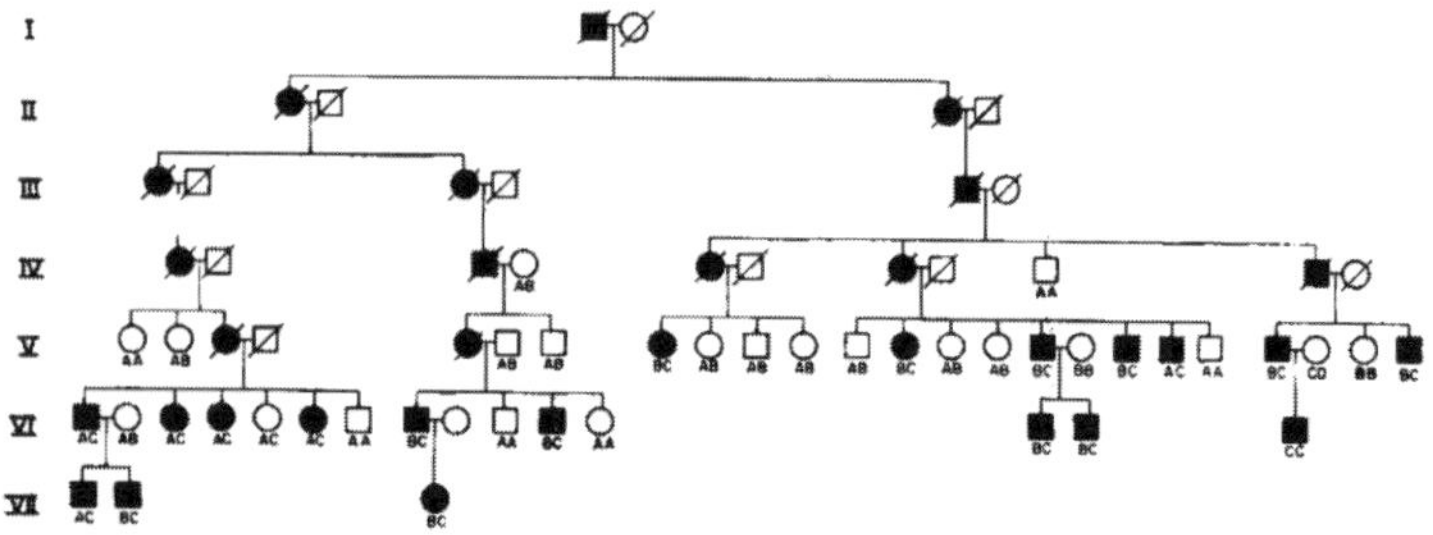

メンデル型単一遺伝子疾患を示唆する家系。丸が女性、四角が男性、塗りつぶしてある人は発症者である。7世代たどると、ある男性に行き着く。単一遺伝子とは、のちに発見されたハンチンチンという遺伝子のみの影響で発症が決まっていることを指している。

図1-1　ベネズエラのマラカイボ湖の家系図（文献1）

かわりなく、誰もがその環境では同じ病を得る可能性が高まると考えられる。

かつて風土病と呼ばれたような疾患の性質、ある地域だけに病気が発生する特徴を、地域集積性と呼ぶ。地域集積性のある疾患では、たとえば水俣病のように、環境因——チッソ水俣工場から排液された有機水銀がなければ水俣病は発生しない——による場合もあれば、ベネズエラのマラカイボ湖畔に多発したハンチントン病の大家系のように、遺伝因——マラカイボ湖の水質や大気成分はハンチントン病に何ら影響を与えない——による場合もある。だから、地域集積性が観測されたら、発症者たちに血縁関係がないかどうかをまず調べる。実際に、マラカイボ湖周辺のハンチントン病では、発症者の先祖をたどると全員が一九世紀に実在した一人の男性に行き着いた[1]（図1－1）。ハンチントン病には地域集積性があるかにみえたが、実は家族集積性、すなわち、特定の家系だけに発症者が集中し、その子孫たちがマラカイボ湖の周辺に地域集積していたのである。

ハーバード大学医学部の研究グループ、ジェームズ・グッセラたちは、マラカイボ湖の家系のDNAを解析し、四番染色体の一部のごく狭い領域がハンチントン病と関連することを突き止めた[1]。そしてグッセラらの論文が発表されてから一〇年後、四番染色体のその部分から原因遺伝子ハンチンチンが発見された[2]。家族集積性から遺伝因が確定されるまでの典型的な経過である。

次に、環境因の具体例をみてみよう。一九六〇年から七二年にかけて、三重県四日市市で二〇〇〇人を超える集団ぜんそくが発生した。三重県立大学（現・三重大学医学部）の吉田克巳教授らが、この原因不明のぜんそくを調査した。そして、四日市市の石油化学コンビナートから排出される亜硫酸ガス濃度がコンビナートの風下にある浜地区と磯津地区で高いこと、浜地区と磯津地区でぜんそくが多発していること、第一コンビナートが稼働を始めた一九五九年以降に集団ぜんそくが生じていることを突き止め、コンビナートの石油系排気物質が四日市ぜんそくの環境因であるとした。

氏か育ちか

一般的なイメージとして、遺伝因と環境因は二項対立的に捉えられることが多い。たとえば、四日市市のぜんそく発症者に遺伝的脆弱性（かかりやすさ）が想定できたとしても、成因としては無視できるほどに小さく、環境因である亜硫酸ガスがなければ四日市市に集団ぜんそくは発生しなかったと考えられる。一方、ハンチントン病では環境因と遺伝因の関係が逆転する。ハンチンチン遺伝子には、CAGという三塩基が繰り返す配列部分があり、繰り返しの回数には個人差が認められる。そしてその繰り返しが三六回を超える人は発症し、二六回以下の人は発症しない。そこでは環境の影響は無視できるほどに小さい。四日市ぜんそくとハンチントン病の成因は、典型的な「氏か育ちか」論に援用できる。

ところが、ほとんどの疾患において、遺伝因と環境因はこのような対立項の関係にはない。具体的な例を、フェニルケトン尿症でみてみよう。フェニルケトン尿症は、知的障害を生じる新生児の代謝異常である。フェニルアラニンという必須アミノ酸をパラチロシンに転換する酵素、フェニルアラニン水酸化酵素が遺伝子変異によって活性を失い、パラチロシンに転換できずに高濃度で蓄積したフェニルアラニンが神経毒性をもつために、知的障害を生じる。この場合、フェニルアラニン水酸化酵素の遺伝子変異が遺伝因であり、食物に含まれるフェニルアラニンが環境因である。フェニルアラニンを制限した食事で育てれば、遺伝子変異をもっていても知的障害を回避することができる。

フェニルケトン尿症と同様に、ほとんどの病気では、遺伝因と環境因が相互に影響し合う相乗りの関係にある。「氏か育ちか」ではなく、「氏も育ちも」というわけだ。

未知の環境因

統合失調症では、フェニルケトン尿症における遺伝因と環境因ほど確かなものはわかっていない。疫学研究によって環境因を報告した研究は数多くある[3]（表1－1）。それらをみると、周産期合併症や妊娠中の感染といった出生前から若年成人期までの生物学的因子、あるいは移民や都市生活といった心理社会的要因が多い。しかし、これらを鵜呑みにはできないのだ。なぜならば、二つの理由から、信頼性がそれほど高くないと考えられるからだ。

信頼性が高くない一つ目の理由は、報告された環境因が統合失調症の必要あるいは十分条件を満たしていないことである。ＷＨＯや世界各国の疾病予防の行政判断では、「ヒルの判定基準」――疫学の父オースティン・ブラッドフォード・ヒルが発表した九条件――が適用される。ヒルは、暴露因子と疾患との因果関係を決定するには、表１－２に示す九つの条件を満たす必要があるとした[4]。ところが、統合失調症の環境因として報告されたもののほとんどが観察研究の結果であり、ヒルの九条件を満たしたものは一つもない。つまり、これまでに報告された環境因と統合失調症は因果関係にあるとはいえないのだ。

報告された環境因を鵜呑みにできない二つ目の理由は、都市生活や移民といった因子が代理指標にすぎないかもしれないことだ。代理指標とは、観察結果（指標）が直接の因果関係にない現象と関連する指標のことを指す。

具体例を、気候変動の代理指標でみてみよう。

フズリナやゼニイシなどの有孔虫は、石灰質の殻と網

表1-1　さまざまな環境因による統合失調症の相対リスク（文献3を改変）

リスク因子	相対リスク（発症しやすさ・倍率）
都市居住	2〜3
移民	2〜3
妊娠第１または第２三半期における感染または栄養失調	2〜3
冬季出生	1.1
産科的および周産期合併症	2〜3
大麻または刺激薬の使用	2〜3
父親の年齢が35歳以上	1.5〜3
男性	1.4

表1-2　因果関係におけるヒルの判定基準（文献4）

基準項目	基準内容
関連の強さ	要因に暴露された群の疾患の発症率が、非暴露群に比べて有意に高い
人、地理、時間的な一貫性	要因と疾患との同じ関連が、異なった地域、集団、時間でも一貫して得られる
関連の特異性	１つの原因は１つの影響だけをもたらす
時間的な前後関係	要因への暴露があって、その後疾患が発生している
用量が多いほど反応が強い	疾患の罹患率の大きさが要因の暴露量（期間、強さ、量）によって変化する
生物学的な蓋然性	要因が疾患を招くという説得性のある形態学的・機能的な説明が可能
過去の経験や知識との一致	発見された要因と疾患の関連性は現在一般的に認められている疾患史や経過と矛盾しない
実験に基づく証拠	要因と疾患の関連について実験で得られた証拠がある
類似性	要因と疾患の関連性に、すでに認められている因果関係でよく似たものがある

状仮足をもった原生生物である。有孔虫は海水中の酸素を使って合成した炭酸カルシウム（$CaCO_3$）を固めて殻を作る。そのため、有孔虫の殻は海水中の酸素から影響を受ける。海水中の酸素には酸素原子の中性子の数から二つの同位体、^{16}Oと^{18}Oが含まれている。中性子が少ない^{16}Oは、^{18}Oに比べて中性子二つ分だけ軽いため、蒸発しやすい。気温が高いほど気化によって海水中の^{16}Oが失われる。したがって、気候温暖な間期（氷河期の終わりから次の氷河期の始まりまでの間）には氷河期と比べて、海水中の^{18}O／^{16}O比が大きくなる。有孔虫の死骸、すなわち海水酸素由来の殻（$CaCO_3$）は海底に堆積するので、堆積土中の^{18}O／^{16}O比が古代の気温の代理指標になるわけである。

セルビアの地球物理学者ミルティン・ミランコビッチは、地球の自転軸の歳差運動（回転するコマの首振り運動のこと）、一〇万年周期で変動する地球の公転軌道の離心率（楕円軌道がどれだけ正円に近いか）、四万年周期の地軸の傾き、これら三つを数式化して、数十万年単位の氷期・間期周期、いわゆるミランコビッチ・サイクルを割り出した。そして、堆積土中の^{18}O／^{16}O比を代理指標とした調査によって、このミランコビッチ・サイクルは実際に確認されたのである。

さて、統合失調症に話を戻そう。統合失調症の環境因として挙げられた都市生活という項目は複雑な因子の集合体であり、都市生活そのものと因果関係がない具体的因子の代理指標である可能性を排除できない。フズリナの殻をいくら調べても温暖化の原因を解明できないように、都市生活をいくら分析しても統合失調症の環境因は明らかにならないかもしれないのだ。真の統合失調症の環境因は、都市生活に含まれる過密な人口、騒音、少ない緑地面積、ストレス、あるいはまったく未知の要因かもしれない。

小さなオッズ比

一九世紀、オーストリアの精神医学者ベネディクト＝オーガスティン・モレルは、「遺伝的に伝えられ絶滅にまで進行する、正常型からの病的な変異」を「変質（dégénérescence）」と呼んだ。これが統合失調症の前身であるクレペリンの「早発性痴呆」へと発展する。一八五二年の時点で、モレルは家族集積性に着目していたことになる。

具体的な遺伝子研究が始まるのはモレルから一三〇年以上のち、一九八七年にPCR（ポリメラーゼ連鎖反応）法という技術革新があって以降である。

実際にPCR法を使うとして、いったいどの遺伝子を調べればよいのだろう。実は初期の遺伝子研究は、抗精神病薬の作用メカニズムを考えるなかから生まれた。一九五二年に開発された初めての抗精神病薬クロールプロマジンは、フランスの外科医アンリ・ラボリによって麻酔の実験中に偶然発見された[5]。

それまでの精神科医療では、インシュリンで低血糖昏睡を起こすとか、抱水クロラールで長時間眠らせるといった当事者にも医療者にも負担の大きい治療法しかなかったため、精神症状に直接作用する、つまり幻聴や妄想を標的とするクロールプロマジンは瞬く間に世界中に広まった。それまでのショック療法ではなく、まるで肺炎患者に抗生物質を投与するように、統合失調症を薬で治療できる時代になったのだ。ところが、クロールプロマジンの作用機序——どのようにして幻聴や妄想を改善するのか——は、その後二〇年近く不明なままだった。

一九七六年、カナダの薬理学者フィリップ・シーマンらによって、抗精神病薬の作用標的がドーパミンD2受容体であることが示された[6]（図1－2）。これ以降、統合失調症のメカニズムを考える際、D2受容体が中核的な存在としてクローズアップされるようになる。つまり、統合失調症の遺伝因として、D2受容体の遺伝子に健康な人との違い（多型）があるのではないかという仮説を思いつくわけだ。こうして、多型のせいでドーパミン受容体のシグナルが強められているのではないか、だから抗精神病薬が受容体を遮断する（すなわち、ドーパミンが受容体と結合できない）ことによってドーパミン神経のシグナルをオフにすると幻聴が消去されるのではないか、という「ドーパミ

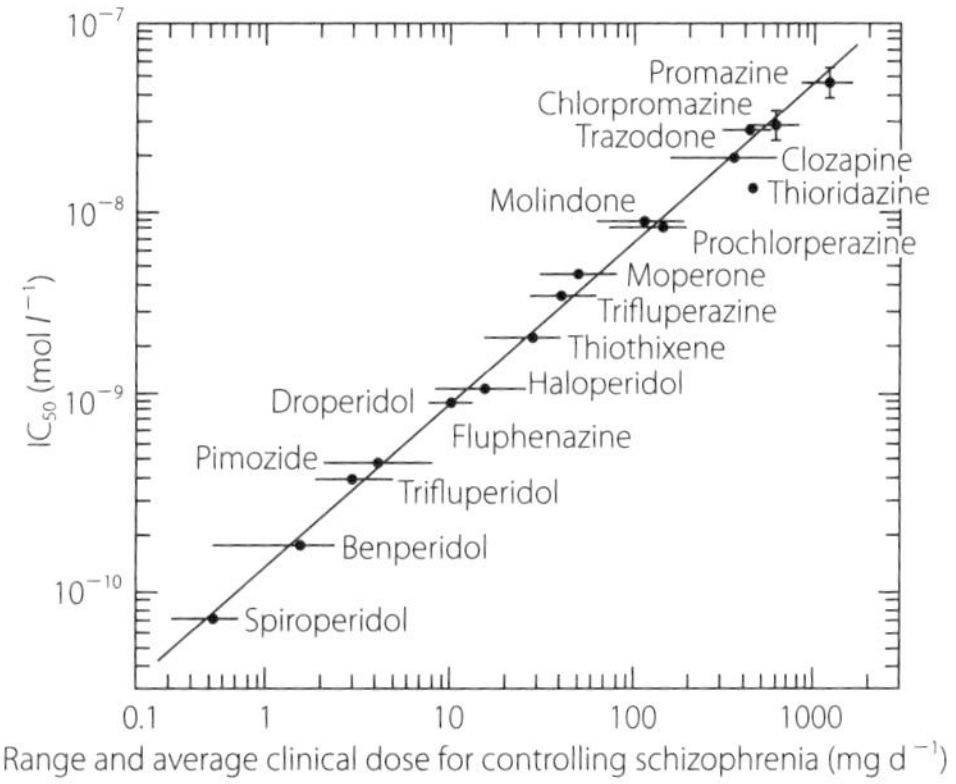

縦軸は、さまざまな抗精神病薬がD2受容体とどれくらい結合しやすいか（親和性）を示している。縦軸の上のほう、高い値を示す抗精神病薬ほど結合力が弱い。横軸は、それぞれの抗精神病薬を投与する際の常用量を指す。受容体親和性（の逆数）と常用量は綺麗に正の相関を示している。つまり、D2受容体と結合しにくい薬ほど常用量が多い。シーマンは、ハロペリドールの受容体親和性が、クロールプロマジンの10倍であることに着目した。そして、クロールプロマジンは受容体と結合する力がハロペリドールの10分の1しかないので、ドーパミンとの競合に打ち勝って受容体を遮断するには、ハロペリドールの10倍量の服用が必要なことを見出した。水割りを作るのに、ロックス・ブレンド（18度）のほうがシングルバレル・バーボン（65度）より水が少なくて済む、というような話である。

図1-2　抗精神病薬とドーパミンD2受容体との親和性（文献6）

ン仮説」が誕生した。

一九八九年、デヴィッド・グランディらによってドーパミンD2受容体の遺伝子がクローニング（塩基配列の解読）されると、統合失調症研究は本格的な遺伝子時代に突入した。PCR法が、試験管内の微量な特定の遺伝子を数万倍まで増幅することを可能にしたからだ。ヒトのリンパ球から抽出したDNAには、その個人がもつ二万種以上のすべての遺伝情報が含まれるため、そのままではD2受容体の配列は読めない。PCR法はD2受容体遺伝子のみを数万倍に増やすことを可能とした。試験管内で、D2受容体以外の遺伝子、たとえば目の角膜や心臓のプルキンエ線維などの雑多な遺伝子が、D2受容体の数万分の一の濃度に希釈される。PCR処理を施して初めてD2受容体の塩基配列の解読が可能になるのである。

ただそのためには、D2受容体の塩基配列が解明される必要があった。なぜなら、PCR法では、D2受容体遺伝子の最初の配列と終末部分の配列、二〇塩基ずつの情報をもとに増幅開始用の人工塩基（プライマー）を設計し、PCR反応に使用するからである。

一九八九年にグランディがD2受容体遺伝子をクローニングすると、世界中の研究者たちがPCR法を用いて統合失調症のD2受容体遺伝子の塩基配列の解読を試みた。私も一九九一年からD2受容体遺伝子の配列解析に取り組み始め、一九九三年に世界で初めて多型を発見し[7]、一九九四年に統合失調症でこの多型が有意に多いという論文を発表した[8]。これはランセットという英国の一流医学誌に受理され、世界中の注目を集めた。

誰もがこの発見に統合失調症の解明を期待し、三〇を超える研究施設が追試結果を発表した。ところが、その結末は意外なものだった。半数近くの論文が、統合失調症を経験したことのない人にも経験した人と同じ頻度で多型が見つかる、つまり多型は病気と関連なしという結果だったのだ。

三〇の論文の結果を足し合わせると（メタ解析）、多型は病気の経験者で未経験者より有意に高い頻度である、つまり病気と関連するという結論が出た[9][10][11]。ただし、そのオッズ比は一・五未満であり、頻度の差は病気の成り立ちを説明できないくらいに小さかった。

オッズ比一・五とは、何を意味するのか。たとえば、統合失調症は一〇〇人に一人がかかる病といわれる。これは、通行人をランダムに一〇〇名集めてくると、そのなかの一人は統合失調症の経験者、という意味である。一方、オッズ比一・五とは、多型をもった人ばかりを選りすぐって一〇〇人集めると、そのなかの一・五人は統合失調症の経験者ということである。つまり、多型のもつ病的な勢いは〇・五人分でしかないのだ。はたして、これを遺伝因と呼べるだろうか。ハンチントン病の繰り返し配列――三六回を超える人は発症し、二六回以下の人は発症しない――はもちろん、フェニルケトン尿症――酵素活性がほとんど失われる変異――にも遠く及ばない。

実は、小さな遺伝因はD２受容体だけではなかった。その後二〇年あまりの間に一〇〇〇種類を超える遺伝子の八〇〇〇を超える多型が調べられたが、ほとんどの多型で小さいオッズ比しか得られなかったのだ[12]。

マネキンの抑うつ

なぜ、統合失調症ではハンチントン病のように遺伝因が同定できないのだろう。その理由を、技術的精度の問題と考える研究者もいる。そう考える研究者たちは、ゲノム解析の技術革新によって、いずれ遺伝因は発見されるだろうと期待している。また、診断技術の問題と考える研究者もいる。彼らは、診断基準の改訂やバイオマーカーの開発を目指している。私も生物学的精神医学者として、そのどちらにも期待している一人ではあるが、ここでは少し別の観点から展望してみたい。

たとえば、私が夜道で車を運転していたら、ゴトンと何かに乗り上げてしまった、という場面を想定してみよう。車を止めて街路灯もない暗闇を振り返って見ると、なんと私が乗り上げたものは人の形をしているではないか！　私は頭が真っ白になった。大変だ、早く救急車を呼ばなくては。倒れている人に走り寄り、呼びかけるが返事がない。携帯電話で一一九番通報する。大変なことになった。私は絶望的な気分になる。明日からの仕事のこと、家族のこと、世話になった人への不義理など次々と頭に浮かんでは消え、気分は重苦しくふさいでいる。食べ物はおろか水さえ喉を通らない。とても眠れるような状態ではない。

ところが、救急車が到着してみると、なんと私が人だと思ったものは、マネキン人形だった。すると、あれほど絶望的だった気分は、どこかへ跡形もなく消えてしまった。

さて、私の抑うつ状態とは何だったのだろうか。「人を車で轢いてしまった」という体験と、私の「抑うつ状態」の間には因果関係がある。なぜなら、「人を轢いていなかった」とわかったとたんに、「抑うつ状態」は消えてしまったからだ。

ところが、マネキンとわかっても、なお気分が晴れず、食欲が戻らない、いっこうに眠れない、という場合がある。こういった抑うつ状態は、「人を車で轢いてしまった」という体験と因果関係がない。なぜならば、「人を車で轢いていない」とわかったのに、いっこうに抑うつが晴れないからだ。

ハイデルベルグ学派と呼ばれるドイツ精神病理学の泰斗カール・ヤスパースは、「人を轢いていない」とわかったのに抑うつがいっこうに晴れないことを「生活発展の意味連続性の切断」と呼び、「人を轢いたかもしれない」という体験から現在の抑うつを発生的に「了解（Verstehen）」する――止まることなく流れる心の一連のつながりとして腑に落ちる（納得・合意とは異なる）――ことができないものとした。そしてこの「了解不能」性こそが疾患（脳に病変がある）の特徴であるとし、病気の条件としたのである。すなわち、精神症状には、体験と因果関係がある（病気ではない：薬が効かない）ものと、因果関係がない（病気：薬が効く）ものがあることがわかる。言い換えれば、精神疾患には病気と病気でないものがあるのだ[13]。

気分障害を除くすべての内因性精神病

ヤスパースの定義を分子生物学的に翻訳すると、以下のようになるだろう。「人を車で轢いてしまった」という体験の結果生じる「疾患ではない」抑うつは、「人を轢いたかもしれない」と入力されたコンピュータが、抑うつという正常な出力をしており、プログラムの誤作動は考えられない。一方、「人を轢いていなかった」とわかったのに改善を見せない抑うつ状態は、コンピュータウィルスに感染してプログラムが書き換えられてしまったパソコンのように、自律的に誤作動を生じている状態である。プログラムとは脳に置き換えれば神経回路網であり、神経回路には可塑性（もとに戻る性能）があるので、抗うつ薬などで治療が可能となる。

古茶と針間は、ヤスパースとクルト・シュナイダーによる精神病理の階層原則（Hierarchieregel）から、精神障害の分類について論じた[13]（表1－3）。「人を轢いたかもしれない」という体験による憂うつ――体験と症状の間に因果関係がある――は、最も正常に近い第一層に該当する。一方、脳腫瘍で生じた幻視や、リウマチ性疾患によるうつ状態は、正常から最も遠い第四層に当てはまる。

表1-3　精神障害の分類原則（文献13、14をもとに筆者作成）

	層の名称	病名	症候群／疾患	生物学的原因
第１層	心の性質の偏り	神経症など	症候群・疾患でない	なし
第２層	内因性精神病	気分障害	症候群（疾患が内包される）	想定される
第３層		統合失調症		
第４層	外因性精神病	脳腫瘍など	疾患	あり

脳腫瘍という明確な生物学的原因がある疾患では、腫瘍を取り除けば幻視は消失する、つまり、脳腫瘍と症状の間に明確な因果関係があるからだ。

第一層と第四層の間には、内因性精神病を置いた。内因性精神病は、体験と症状に因と果の関連を見出せないので病気（脳の異常）ではあるけれど、脳をいくら調べても第四層の脳腫瘍やリウマチのような病変が見つからないので明確な疾患とは呼べない。

内因性精神病のうち、より浅く、正常に近い第二層に気分障害が位置づけられた。これは、横断面の（初めての面接で確認できる）抑うつだけでは、第一層の抑うつと区別できないからだ。縦断的に（過去から現在までの情報を得て）観察して初めて因果関係の有無が判明して、第一層か第二層かがわかる。

そして第三層には、気分障害を除くすべての内因性精神病として統合失調症が置かれた。それは、横断面の症状で第一層との違い――「シュナイダーの一級症状」のように――を見出すことができるからだ。つまり、統合失調症は気分障害から除外的に定義づけられた巨大な症候群なのである。

種と類型――小さなオッズ比のわけ

古茶らは、疾患には原因が明らかなもの（種）と、明らかとなっていないもの（類型）があり、後者が症候群と呼ばれることを指摘している。症候群とは、複数の症状が同時に出現する経験的事実から、それらをひとまとまりとする約束事である。

症候群（類型）と疾患（種）の関係を、後天性免疫不全症候群（AIDS）でみてみよう。一九八一年、米国で男性同性愛者にカリニ肺炎を伴う免疫低下が報告され、後天性免疫不全症候群と名づけられた。やがて、女性や血友病患者でも同様の症状が報告され、カポシ肉腫なども発見される。すなわち、症候群は定義によって対象が変動するのである。男性同性愛者であったかと思うと女性であったり、カリニ肺炎が報告されたかと思うとカポシ肉腫であったりする。

決着は、一九八三年についた。パスツール研究所のリュック・モンタニエとフランソワーズ・バレ＝シヌシらによって、ヒト免疫不全ウィルス（HIV）が発見されたのである[15]。一九八三年を境に、症候群（類型）はHIV感染症という疾患（種）に変化した。疾患とは、原因から結果が生じる均一な集合である。あくまでHIV陽性であるか否かが問われ、男性同性愛者であるか否かやカリニ肺炎の有無は、どちらでもかまわなくなる。治療は当然、HIVに対する抗ウィルス薬の投与となる。症候群への対症療法ではなく、原因を標的とした根治療法が可能となったわけだ。

私は、世界の遺伝子研究で大きなオッズ比が出ないのは、統合失調症が症候群だからではないかと考えている。操作的な診断——症状の数や持続期間で病名を当てはめる——で集めてきた集団には、複数の異なる病気が混在する可能性が想定される。一つひとつの病気では、特定の遺伝子の効果が大きいオッズ比を示すのかもしれない。しかし、複数の疾患を混ぜ合わせたものを分母として割り返すと、オッズ比は希釈されて小さくなるとは考えられないだろうか。

プレヤデスの誓い

東日本大震災の後、三〇年前に研修医として勤めていた福島県の精神科病院へ、週末を利用して支援のために訪れている。その福島の病院で、ある双極性障害の患者さんと出会った。

初めてお会いした時、重い躁状態のために保護室に隔離されていた。処方を調整しながら、彼の生い立ちや人柄を参考にして、気分の波を刺激しない脳の使い方、たとえば「熱しやすく冷めやすい」でかまわない、とか、いろんなことに手を出してよい、などと話し合った。しばらくして症状が落ち着いたので保護室から一般病室へ移り、やがて外泊ができるまでに回復された。

彼は実家が津波で流されていたこともあって、なかなか退院に踏み切れずにいた。六ヵ月おきに躁とうつが認められたが、病棟生活に支障のない軽度なものばかりになった。多くの双極性障害の患者さんがそうであるように、彼もうつ状態の苦しさは訴えても、自身の躁状態は自覚できないでいた。

福島へ通い始めて三年になろうとした夏、八五歳になる父が心不全で入院したため私は東北へ行けなくなった。入院治療によって父が落ち着いたので、二ヵ月ぶりに病院を訪ねた時のことである。「先生、すみません。躁病が再発してしまいました！」と彼が言うので、不思議に思って尋ねた。これまで自分では躁状態はわからないと言っていたのに、どうして今回はわかるんですか、と。「先生に二ヵ月ぶりに会えると思ったら、嬉しくて嬉しくて、躁病が再発したんです！」

精神科病院における医療がともすれば管理に傾き、それが時として患者さんの自然な心の動きまでを抑制しているのではないかと思われて、切なくなった。

私は彼に伝えた。

「私もあなたに久しぶりに会えて、今とても嬉しいです。理由があって嬉しかったり、理由があって悲しかったりするのは正常なことで、ちっとも病気ではありません」

人は、大切な相手を喜ばせることができる。時には、癒すこともできる。たとえ、プレヤデスの鎖を、結べなくとも。

＊

この章では、ふだん当たり前のように使用される「遺伝と環境」という言葉とその意味について、少なくとも精神疾患に関しては、我々が抱いている「当たり前」の感覚で用いることはできないことをわかっていただこうと試みた。次の章では、精神疾患研究の歴史的な経緯を振り返って、どこが身体の病気と異なるのか指摘してみよう。

第2章　統合失調症は実体種か？

いつの頃からだったろうか。自分の身体が透明に感じられる時が流れたのは。

あれは小学校に通い始めた頃だったかもしれない。かすかな記憶の螺旋をたどると、ショウリョウバッタに群がる蟻たちを一心に見入っていた。照り輝く真夏の陽ざしのなかで、自分のかぶった麦わら帽子が作る足もとの丸い影だけが、屈み込んだ視界のすべてだった。近づく夕立を知らせる土埃の匂いも、まるで耳鳴りのように響く蟬たちの鳴き声も、頰をつたう汗の雫さえも届かない虚空のなか。返事をせずにいると叔母に肩を触れられたその時まで、自分はまたたくような蟻の黒色とバッタの蒼のなかにいた。

幼い頃を過ごした父の実家は、まきで湯を沸かす五右衛門風呂や勝手口に小さな土間があるような古い日本家屋だった。畳にベッドを置いた祖母の八畳間。大きな鏡台のある叔母の六畳間。この二部屋の間に茶の間があり、夜八時になるとここに布団が敷かれ、幼い私は寝かされた。日中は勤めに出ていた叔母が、夜になるとよく洗濯機を回した。夜半に目を覚ますと、布団のなかから入側縁越しに叔母が洗濯物を干す姿を見上げたものだ。月明かりは思いのほかまぶしく、叔母と洗濯物が作る影絵はぼんやりと移ろった。ひょっとすると自分はまだ目覚めておらず、影絵は夢だったのかもしれない。なぜなら、いつの間にか自分が敷布団へ溶け込んで、畳目の肌触りさえ感じたから。

幼い頃から、周囲と自己の境界は儚さに満ちていたような気がする。リウマチのため、ベッドに腰かけたまま過ごすことが多かった祖母の足もとで遊んでいた時のことだ。おや、と彼女が私の肩に触れるとつぶやいた。お父さんそっくり。私の肩鎖関節は、解剖学で肩峰（acromion）と命名されるふくらみが他人よりいくぶん大きい。どうやら、祖父にも同じ隆起がみられたらしい。祖母と叔母がそれをよく話題にしたので、もとより空疎な身体観に馴染んでいた私は、肩のあたりを中心に祖父の肉体を借りているような錯覚に陥ることがあった。金融機関の調査部で学者のような求道生活に没頭した四九歳の彼は、昭和二〇年の二月、執務中に脳出血で倒れ他界した。彼の質素と勤勉とが、妻と娘の記憶をもとにありたけの敬意を込めて絶賛されたからか。深夜にひとり茶の間で覚醒する時、祖父の尊い肉体を確かめるかのようにそっと左の肩峰に触れた。

解剖学が培う科学的分析性

近代西洋医学の重要な特徴の一つに、分析性が挙げられる。(1) 診察所見や検査結果という実体的な根拠に基づいてわかることのみを、厳密に定義された医学用語を用いて言語優位に理解する。一九世紀以降、解剖学的身体を前にして科学的分析を徹底的に追求する眼差しによって理解するという、この医学の分析性が確立された。すなわち、分析性の基礎には解剖学が重要な位置を占めている。

医学部では二年生になると解剖実習が始まる。広い解剖実習室にはステンレスの解剖台がご遺体を乗せて整然と並び、医学生たちは一礼すると遺体にメスを入れる。実際の遺体は脂肪組織に包まれているため、臓器の配置を理想的に（脂肪のない状態で）表した人体解剖図譜と、医学生の手もとの術野はかなり異なって見える。脂肪組織のなかから注意深く臓器と血管と神経を露出させる作業は数ヵ月にわたって続く。この人体解剖実習を通じて、医学生に科学的態度が醸成されるのだ[1]。

一八九五年、ドイツ解剖協会は、「各部はただひとつの名称をもつ」「名称はラテン語で書かれ文法的に正しい」「名称は記憶の道具であり解釈のための説明を要しない」といった基本原則を定め、それまで解剖学者によって身体各部の呼び方や範囲が異なっていた混乱をおさめた[2]。解剖学的構造には、機能的役割や発生学上の重要性といった個体差を超えた普遍性が原則的に存在する。たとえば、口唇（単 labium oris／複 labia oris）は、歯の前面を覆う部分全体を指し、一般的に「くちびる」と呼ばれる赤い部分（赤唇縁は俗称で解剖学用語にない）と赤くない部分を区別しない[3]。なぜなら、赤唇縁には構造的な固有機能や発生学的重要性といった基本原則が認められないので、解剖学的構造として認定されなかったからだ。

このように西洋医学は厳密な言葉によって基礎づけられ、言葉によるカテゴリー化によって構築される[1]。患者の身体を前にして、患者の訴えや身体の状態から手がかりを能動的に見つけ出し問題解決につなげる臨床医の思考法は、脂肪組織に埋もれた解剖学的構造を能動的な思考によって見出す人体解剖実習によって培われるのだ。

統合失調症の解剖学

一九世紀まで、精神障害は状態像あるいは症候群、すなわち横断的な症状の束という意味しかもたなかった。[4] サルペトリエール病院の病者たちを鎖から解き放ったことで知られるフィリップ・ピネルも、「精神異常を個別のモノとして研究するのは間違った選択である［…］外面に徴候として表れる特徴的な性質を研究することによってのみ［…］道に迷い込むことを回避できる」と、精神障害をモノ（実体）ではなくコト（状態像）であると論じている。[5]

ドイツの精神科医エミール・クレペリンは、横断的症状の束ではなく、縦断的な転帰を重視した。予後不良な早発性痴呆（統合失調症の前身）に予後良好な躁うつ病を対比させる構図を描くことによって、精神障害を疾患単位（モノ・実体）――あたかも、生物を精緻な階層構造に分類した一八世紀スウェーデンの博物学者カール・リンネの自然種※1（espéce naturelle）のように――と捉えた。ここで注目したいのは、彼が神経解剖学という科学的分析性に未来を託したことである。すなわち、自然科学の発展によっていずれ神経病理所見が確立し、統合失調症の原因が解明されることを期待すると述べているのだ。[6] その後、クレペリンの二大分類は、オイゲン・ブロイラー、シュナイダー

※1　自然種の厳密な定義については議論が続いているが、一般的には、イヌ、シマウマ、ジュウシマツのように、境界が明確で、個体差を超えて把握できるものと考えられる。自然種でない種には、たとえば官僚集団、独裁者、女子高生のように、観念や定義づけによる類型や理念型がある。

へと受け継がれ、いわゆるクレペリン学派を形成してドイツ精神医学の主流となる。それらはかなり単純化されながら英米圏へ引き継がれて、現在の標準的な精神障害の診断基準であるICD、DSMの底流となった。

一方で、クレペリンの二分法に反対の立場をとったウェルニッケの学説は、クライスト、レオンハルトへと受け継がれウェルニッケ学派となった。[7] ウェルニッケは脳局在に対応する症候群の概念化を目指し、あるいは連合野の結合障害（ネットワーク障害）論の立場をとっていたので、[8] 現在の脳形態画像あるいは脳機能画像研究はこことつながるのかもしれない。レオンハルトは、薬物反応性が乏しく遺伝負因が小さい系統性統合失調症に対して、薬物反応性が高く遺伝負因が大きい非系統性統合失調症を置いた。こちらは遺伝性を考慮した疾患単位（モノ・実体）であり、私の専門であるゲノム研究はこの系譜に連なるのだろう。

難航する統合失調症の神経病理学——スパイン減少にたどり着くまで

アルツハイマー病やピック病といった認知症では、診断学的にも病因病態学的にも神経病理学がもたらした成果はめざましかった。対照的に統合失調症では、再現性のある所見が乏しかった。統合失調症の神経病理学の難航ぶりは、アメリカの神経病理学者プラムが“schizophrenia is the graveyard of neuropathologists”（神経病理学者にとって統合失調症は墓場である）と表現したほどである。[9]

一九世紀ドイツの精神科医アロイス・アルツハイマーは、一八九七年に精神病（Psychosen）の脳にグリア細胞の反応性増殖（グリーゼ）の所見がないことを報告している。[10] 彼がアルツハイマー病の第一症例アウグステ（Auguste Deter）の歴史的論文を発表したのが一九〇七年だから、それより一〇年も先だって統合失調症の神経病理に挑戦していたことに驚かされる。このグリーゼを欠くという所見は、統合失調症の神経病理所見として比較的高い再現性が認められたものである。[11] グリアの増殖は過去の炎症や感染などの器質的な履歴であることから、統合失調症の脳病態は神経変性（成熟後の器質変化）ではなく神経発達（未成熟時のイベント）であるという神経発達仮説の重要な根拠となった。

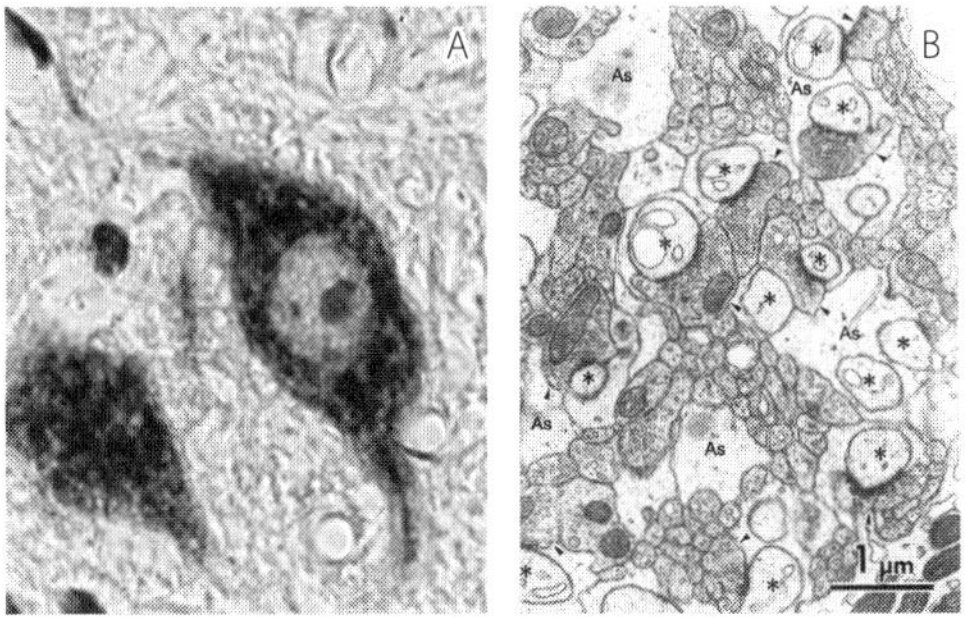

A：ニッスル染色で濃染するニューロン細胞体の間の領域は淡明で、ニューロピルと呼ばれる。
B：ニューロピルの電子顕微鏡写真（小脳）。神経終末（矢印）と樹状突起棘（＊印）が接着してシナプスを形成し、それを星状膠細胞の突起（As）が取り囲んでいる。このように、ニューロピルでは神経情報伝達が活発に行われている。

図2-1　ニューロピル（文献13）

一九九九年、米国イェール大学のセルモンとゴールドマンラキックは、統合失調症の病態について、神経病理学的な見地から、ニューロピル減少仮説（reduced neuropil hypothesis）を提唱した。[12] 灰白質をニッスル染色やヘマトキシリン・エオジン染色すると、ニューロンやグリアの細胞体や核が染色される。ニューロピルとは、これら染色構造体の間を埋める淡明な網状組織のことを指す[13]（図2－1）。この領域は、ドーパミンなどの神経伝達物質を放出する神経終末と、伝達物質の受け手である樹状突起が主たる構成要素である。つまり、神経の情報伝達の中心部分にあたるのだ。

セルモンらは、統合失調症の患者脳においてニューロピルの構成要素である錐体細胞サイズの縮少、樹状神経線維の短小化・分枝減少、神経突起の減少を示し、これらによって神経細胞の数は保ちつつ灰白質の容量が減少するため、神経細胞の密度が増加してニューロピルの減少につながったと述べている（図2-2）。

その後、ニューロピルのなかでもとくに樹状突起にみられる瘤状の構造物——スパイン（spine）——の減少が注目されるようになった[14]（図2-3）。スパインは興奮性シナプスの入力を受信する決定的構造物で、これが統合失調症では減少しているとする報告が比較的再現性をもって蓄積している。

分子生物学とスパイン

一九九〇年、王立エジンバラ病院精神科のセント・クレアらは、エジンバラの医学研究機関MRCに細胞遺伝登録された染色体異常をもつ二八二家系から、統合失調症や気分障害を含む精神疾患が、1番染色体の一部と11番染色体の一部が千切れて入れ替わる均衡転座とほぼ共分離（世代間で転座と疾患がまとまって伝わる）している七七名からなる大家系を発見した[15]。スコットランドのこの家系において、転座保有者三四名中一六名が統合失調症、気分障害などの精神疾患に罹患していたが、転座をもたない四三名からは精神疾患が五名しか確認されなかった。つまり、転座のある人はない人よりはるかに高い確率で精神疾患にかかっているのだ。

そして、転座大家系の発見から一〇年後、1番染色体の転座切断点から未知の遺伝子DISC1(Disrupted in Schizophrenia-1)が同定された[16]。セント・クレアが発見した家系では、DISC1遺伝子が転座によって真っ二つに分断されていたのだ。そこで、この分断によるDISC1の機能障害が統合失調症や気分障害の病態に関与するのではないかと考えられ、世界中から機能解析の研究成果が発表された。すると、DISC1の機能は神経系の発達に関連することが判明し、マウスでD

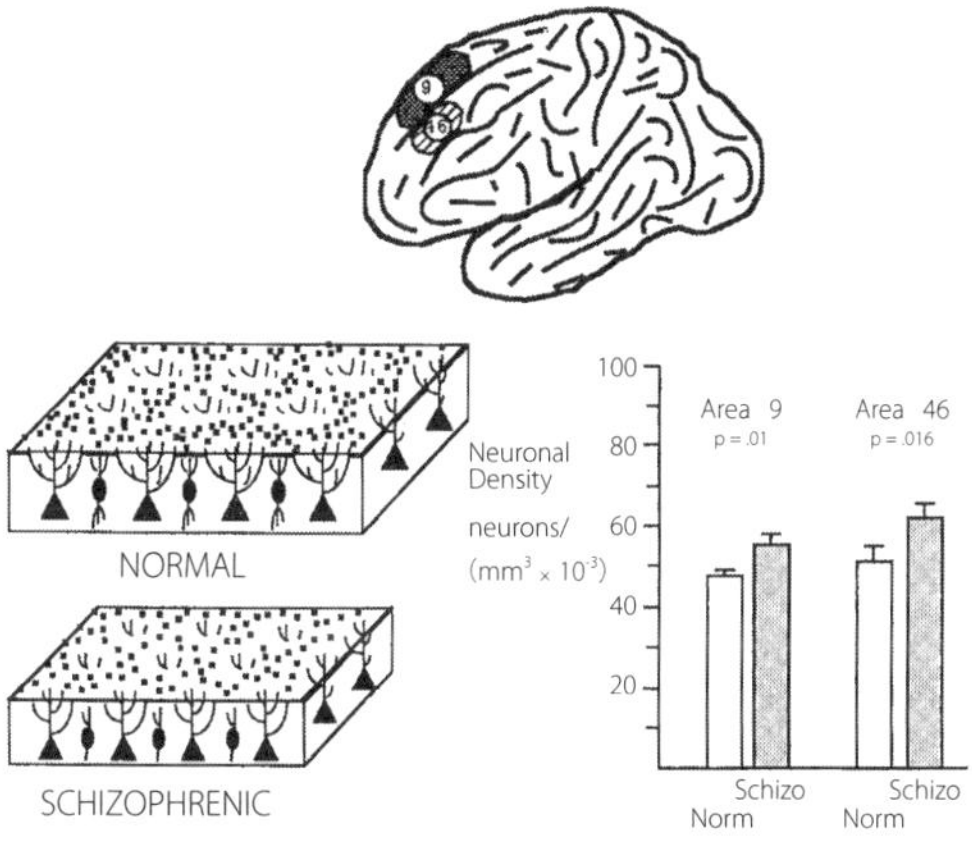

グラフは神経細胞密度。ブロードマン領域9と46において、統合失調症患者では対照より密度が増加している。

図2-2　統合失調症におけるニューロピルの減少
（文献12）

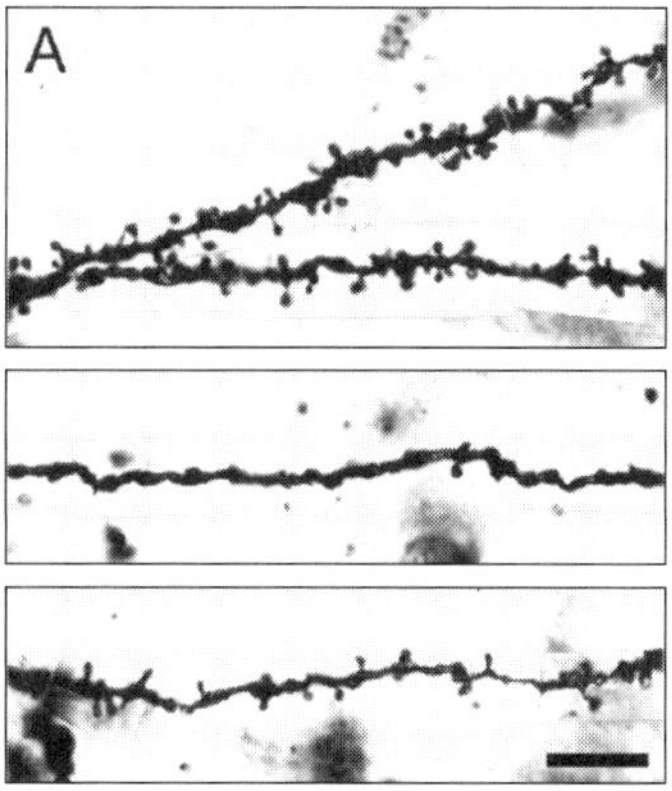

上段が健常者、中断および下段は統合失調症患者

図2-3　統合失調症患者と健常者のスパイン（文献14）

ＩＳＣ１を遺伝子工学的に操作すると、スパインの形状や数が変化することが多数報告された[17]。つまり、セルモンらのニューロピル減少仮説とＤＩＳＣ１の分断が、スパインというキーワードでつながるようにみえたのだ。

自然種と実体種

今や認知症の代名詞ともなっているアルツハイマー博士が、当初は統合失調症の神経病理に挑んでいた事実を意外に思われる人も多いだろう。ただし、彼はその後は自然種として神経病理－症状－経過－転帰がセットになった疾患のみに研究対象を絞り続けた。だからこそ、ハンチントン舞踏病や認知症のような神経疾患は自然種――たとえばAl元素を実体として構成される「アルミニウム」や、ゴールデンレトリバーやペルシャネコとは交換不能な染色体数やゲノム配列を個体を超えて共有できる「シマウマ」のような――になりえたのである。つまり、自然種になりそこねた残りを、クレペリンは予後の悪い病気と良い病気の二つに大きく分類したともいえる。

自然種には本質を指定できる実体種が含まれる。たとえば、銅は原子番号29番のCu（本質）から構成される実体種の典型である。一方、「国家公務員」や「大学院生」は実体種ではない。なぜなら、それらは言葉に定義づけられた概念的実在、類型であり、大学院生の身体をいくら科学的にスキャンしても、大学院生を因果的に規定する本質は発見できないからだ。その点、糖尿病や高血圧は、いくぶん実体種的な性質を帯びている。本質的実体として、血漿中のグルコース（mg/dl）や血管にかかる圧力（mmHg）を指定できるからだ。ただし、どの値を超えたら疾患と認定するかに関しては、ゲリマンダー的な影響[※2]を受ける。

科学とはまさに、この本質の指定を目指す営みにほかならない。ところが、統合失調症は自然種でも実体種でもないことから、神経病理学のみならず、ゲノム研究も抗精神病薬の開発も難航し続けている。診断精度を高めれば、類型が実体種に変質するわけではない。それは、ＤＳＭが改訂されるたびに、ゲリマンダー的に精神障害の診断区分が変わり続けてきた経緯をみてもわかる。

ボネファー、ヴィーク、ブロイラー

精神症状が病因と対応しない事実は、一九世紀末から二〇世紀初頭にかけて、外因反応型、通過症候群、内分泌精神症候群として報告された。

ドイツ・ブレスロ大学のＫ・ボネファーは、身体疾患でみられる症状精神病を状態像と経過型に分けてまとめ、外因反応型として提示した[18]（表２－１）。ボネファーは、これら状態像は特定の原因と結びつくことがないとして、非特異性の法則（Gesetz der Unspezifität）を唱えた。つまり、脳を外

※２　一票の格差を意図的に上下させて選挙区割りを修正し、選挙を自分の政党に有利にすることをゲリマンダーの手法と呼ぶ。一八一二年、マサチューセッツ州の知事エルブリッジ・ゲリーが恣意的に区割りした選挙区が、四大精霊の一つサラマンダーの形だったことからこう命名された。正常血圧や血糖値の変更によって、何万人もの新しい患者が生み出される可能性がある。

表2-1　ボネファーの外因反応型（文献18）

	名称	備考
状態像	せん妄	意識混濁、見当識障害、情景性幻覚や夢幻様性格の幻覚、妄想様体験、人物誤認、状況誤認、振戦、捜衣模床、作業促拍など
	てんかん様興奮	夢想不安、活発な動き、見当識障害を伴う重篤な不安興奮
	もうろう状態	軽微の意識混濁、一応まとまった行為能力あり、無思慮な行為、持続が数分から数ヵ月、健忘が残る
	幻覚症	
	アメンティア	幻覚性・緊張病性・錯乱性で軽度の意識障害、見当識障害、散乱、夢幻様、矛盾した思考など
経過型	分利的減衰	
	情動過敏衰弱状態	集中力や記銘力の障害、異常な疲れやすさ、情動不安定、興奮性亢進
	コルサコフタイプの健忘性精神病	
	急性せん妄	重篤な興奮にて疲弊による死の転帰をとることあり、強い不安、全身の筋肉の緊張、強度の脱水、高熱、頻脈。統合失調症、アメンティア、せん妄、心因性興奮から発展することがある
	髄膜症	多くの感染症、中毒などでみられ、頸部硬直、嘔吐、眩暈、頭痛、意識障害などの髄膜炎症状であるが、一過性であり、本態不明

部から攻撃する原因が、たとえば感染、発熱、中毒などと異なっても、出現する臨床精神病像は限られており、一様であることを主張したのだ。

一方、ドイツ・エアランゲン大学のH・ヴィークは、心的精神機能を連続的で均質な動的体系（homogenes syndromdynamisches system）と捉え、機能性精神病（Funktionspsychose：たとえば中毒性や内分泌性精神障害）として一括し、器質性欠陥症候群（たとえば脳梗塞や脳挫傷による精神障害）と対比させた（図2－4）。ヴィークは、心的精神機能を五段階（軽度・中度・重度・意識混濁・意識喪失）に分類した。そして、軽度から重度までの三段階——意識障害か

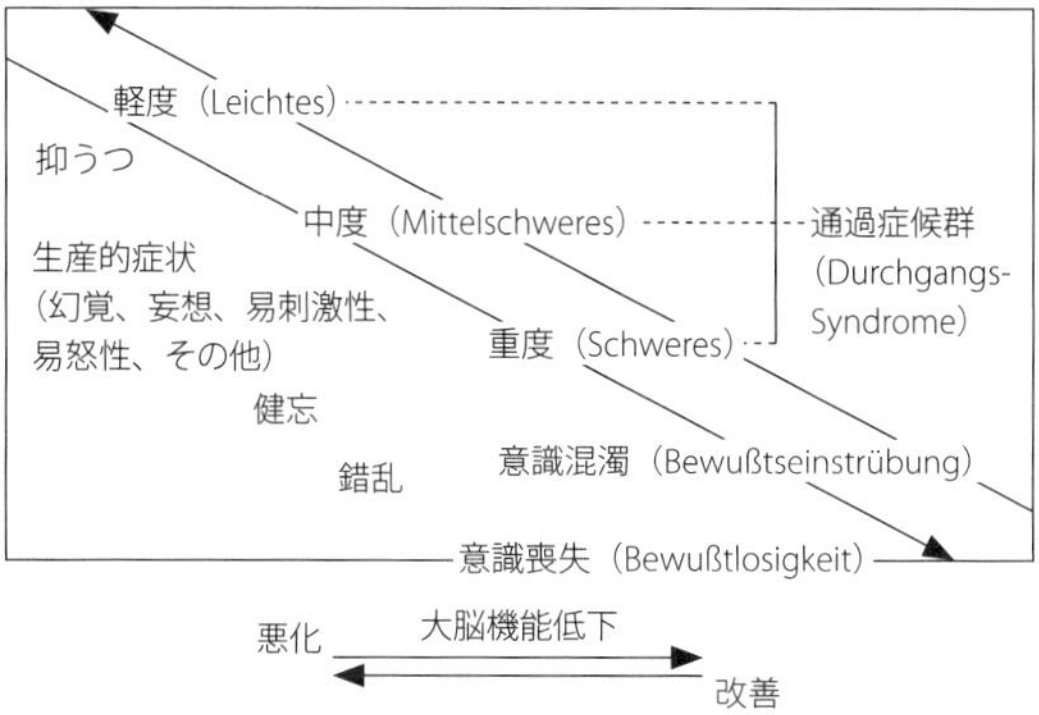

図2-4　ヴィークの機能性精神病（文献19）

ら回復したが、完全に元通りという精神状態でもない——で発生する抑うつ、幻覚、健忘などを通過症候群と命名し、可逆性で病態発生（Pathogenese）に非特異的な症状であるとした[19]。代表的な通過症候群に、記銘力障害、逆行性健忘、失見当識、作話を特徴とするコルサコフ症候群がある。

そしてスイス・チューリヒ大学のM・ブロイラーは、内分泌疾患がその種類にかかわらずある程度共通した特徴をもつことを明らかにし、内分泌精神症候群として三群に大別した[20]（表2-2）。

これら、ボネファーの外因反応型、ヴィークの通過症候群、ブロイラーの内分泌精神症候群は、一つの疾患単位に特異的に対応する精神的病像はない——特定の精神症状が特定の病因と対応しない——ことを示している[21]。

実体種を求めて

「精神症状と病因の非対応」問題を解決するために、我々は症候学的に疾患を抽出することを放棄し、代わりに

表2-2　M・ブロイラーの内分泌精神症候群（文献20）

基礎内分泌疾患	精神症状、状態像
重篤で急性	脳の循環・代謝が急激に障害されて生じる。意識障害、せん妄、錯乱、幻覚などを呈する。糖尿病性昏睡、副腎、甲状腺のクリーゼが該当
重篤で慢性	脳の全般的・持続的な損傷による知能低下や健忘を主徴とする。狭義の器質精神症候群をきたし、甲状腺機能低下、Sheehan 症候群、Cushing 症候群などが該当
軽症で慢性	①全般的発動性が亢進して不穏、興奮、衝動行為を示したり、不活発、無関心、遅鈍になる ②基調気分の変化があり、不快気分、多幸、無気力、抑うつ、不安、焦燥、刺激性などが入り混じる ③基本的欲動（食欲、渇き、温冷）に対する感受性、性欲、攻撃性などが亢進・減退する ④睡眠覚醒のサイクルや月経周期などの異常

疾患的な小集団を生物学的に囲い込む戦略を立てた。具体的には、中枢神経系に影響するシステム（脳と脳以外のすべて）に、進行性に働くのものと、相性に作用するものがあると仮定する。そして、両者はキメラ[※3]を形成し、個体ごとのキメラの状態によって、進行性の著しい症例と、進行しない症例が存在しうると仮定した。そこで、進行性の経過をとった重篤な統合失調症ばかりを解析することによって、キメラから進行性を決定する本質を指定することを目指した。つまり、進行性の決定因子を本質とする実体種を発見しようともくろんだのである。

その結果、多発家系の発端者から終末糖化産物（AGEs）が蓄積するカルボニルストレス[※4]という代謝障害を見出した。症例の末梢血では、AGEsが健常者の三・七倍に増え、AGEsの生成阻害作用をもつビタミンB6が健常者の二〇%以下に低下していた。

我々は、進行性の縦断経過で定義された統合失調症という類型から、AGEsを本質とする実体種を抽出するために、統合失調症四五例と健常対照六一例を用いてA

GEsとビタミンB6を測定した。AGEsの主要な産生因である糖尿病と腎機能障害をもつヒトは被験者から除外してある。その結果、統合失調症の一六・七％でAGEsが有意に上昇し、ビタミンB6が低下していた。[22] さらに、もしAGEsが「進行性の経過」の本質であるならば、AGEsを除去できれば進行性の症状が改善するのではないかと考えた我々は、AGEsの産生を抑制する効果のある未承認のビタミンB6（ピリドキサミン）を用いて医師主導治験（企業のかかわらない臨床試験）を行った。糖尿病と腎機能障害がないのにAGEsが蓄積した一〇例の統合失調症で、ピリドキサミンを探索的に一二〇〇〜二四〇〇mg／日で六ヵ月間投与し、重症度変化を検討した。結果は、被験者の血漿AGEsの平均減少率は二六・八％に達し、重症度は一〇・八％改善した。[23]

クレペリンの夢――スパイン再び

カルボニルストレスという代謝障害を伴う統合失調症は、AGEsを本質とする実体種である可

※3 ショウジョウバエの体の半分は雌で残り半分が雄の組織から成り立っていたり、ホウレンソウの根に染色体数の異なる部分が混じっていたりすることがある。二つ以上の別系統の組織が合体して生物体を形作っているものをキメラと呼ぶ。動植物界ではしばしばみられる。

※4 蛋白質のアミノ基（-NH2）と糖などのカルボニル基（＞C＝O）がメイラード反応により結合すると、酸化・脱水反応を経て終末糖化産物（AGEs）が生成される。この一連の反応でAGEsが蓄積することをカルボニルストレスと呼ぶ。老化、糖尿病の合併症の増悪要因と考えられている。

能性が示唆された。興味深いのは、クレペリンは一八九六年の『教科書（*Psychiatrie*）』第五版のなかで、早発性痴呆を粘液水腫とならんで代謝障害の項目に分類していたことである。彼は予後の悪い経過を、代謝性の変化と関連づけて考えていた可能性がうかがえる。

そこで我々は、ナノメータースケールによって電磁放射線である放射光の三次元構造を解析するナノトモグラフィ法を用いて、カルボニスストレスを伴う症例一例を含む統合失調症四例と、対照四例の神経構造を検討した。死後脳は、神経細胞がX線で見えるようにゴルジ染色し、日本のSPring-8と、米国アルゴンヌ国立研究所のAdvanced Photon Sourceにおいて撮像した。三次元の神経ネットワーク像を機械認識アルゴリズムによりトレースし、三次元曲線を幾何学的パラメータで表し、統合失調症の二五九二本と対照の二〇六八本の神経突起を解析した。その結果、統合失調症の神経突起は対照の一・五倍の曲率を示した（p = 0.020）。しかも、統合失調症四例で最も高い曲率を示したのは、GLO1にフレームシフト変異をもったカルボニスストレス症例だった[24]。

クレペリンは、自然科学の発展によって神経病理所見が確立されることを期待した。彼の期待の一部に、少なくとも神経の微細な構造変化が応えそうな気配が漂い始めている。予後の悪いシステムと良いシステムのキメラは、せっかくクレペリンが提案した二大精神疾患の間にキメラのブレンド加減による連続性を認めるので、単一精神病論への回帰を匂わせる。しかし、私は必ずしもキメラをもって精神医学が後退するとは考えない。それは、生物学的なグラデーションは、症候学的あるいは精神医学的グラデーションを意味しないからだ。たとえば、可視光の波長が連続していても、赤と緑が同じ色にはならないように。

言語からみた身体観

アメリカの言語学者サピアとウォーフは、言語が人間の認識を形作るという、いわゆるサピア・ウォーフ仮説を提唱した。彼らは、イヌイットの言語に雪を表現する言葉が三〇以上あるのは、氷雪に囲まれて生活する環境が、雪を多様に認識する言語を醸成したためだとしている。南米アマゾンの原住民ピダハン族の音素は、母音が三つ、子音は八個しかない。日本語の音素は母音五つ、子音は一四個だから、彼らの音素が極端に少ないことがわかる。ピダハン語では親に該当するbaixiという単語があるが、これには性差がない。つまり、父親と母親を同じ言葉で表現している。ピダハン語では数に関する単語も乏しく、「一つ（hói）」「それ以上（hoì）」しかないという報告もある。ピダハン語では左右や色を表す単語もなく、文法にも未来形や過去形のような時制がない。文明から隔絶された自給自足のアマゾンの生活環境が、こうした言語体系を生んだとされる[25]。

ところで、「からだ」を身体と記述するようになったのは明治以降らしい[26]。明治の知識人が英語のcorpsを「身体」と翻訳したからだ。corpsには「屍体」の意味もある。聖書には、「主なる神は土のちりで人を造り、命の息をその鼻に吹きいれられた」とあるから、神から精神を吹き込んでもらわないと人間になれないという、泥からできた身体観と言い換えられるのかもしれない。

西洋医学の分析性は、こうした身体観から、壊れた部品を交換する――人工弁や人工股関節――という発想に馴染みやすい。こうした機械論的な身体観に基づく医療は、患者からの評判がめっぽう悪い。西洋医学の触診は、触れることで皮膚や腹筋の下にある臓器の状態を観察している。右季肋部では肝臓の腫大や硬化、左季肋部では脾臓の腫大、左下腹部では下行結腸を確認している。しかし、検出感度・精度という点では、手のひらの触覚はCTやMRIよりずっと劣る。だから、患者の身体に触れる時間を節約してすぐ検査に、という流れが外来診療で生まれてしまうのだ。解剖実習で培われた能動的に証拠を見出す能力は、患者の訴えを厳密な医学用語に翻訳しカテゴリー化して病変や病名を抽出する作業へと落とし込まれる。「先生はちっとも話を聞いてくれない」「身体を診察しないで検査だけした」という不評は、機械論的あるいは局在論的身体観と科学的分析性を研ぎ澄ませた西洋医学への不満とも言い換えられる。

見えないものの意味

明治より前のからだに「體」がある。「骨が豊か」とは、キリスト教圏とはずいぶんと異なった身体観である。東洋医学は解剖学的身体観とは異なる身体観をもっている。「腰」はどこかと聞かれるとヒップのあたりを指す人が増えているが、日本の伝統的な「腰」とは、着物の帯を巻きつける腰周りの骨の感覚を指した[26]。具体的には髀骨、仙骨、鼠径部の感覚経験であり、解剖学的存在ではなかった。東洋医学では、西洋医学の局在論的身体観とは異なり、病変部を病変部以外からの影響によるものとして発想する[27]。病変に影響する離れた場所を結ぶのが経絡だが、経絡そのものには解剖学的な実体がない。それでもなお、病変から離れた場所を鍼や灸、指圧などで刺激すると病変が改善する。見える病変に見えないものが影響するという発想は、病の意味といった「見えないもの」を見ようとする身体観とも通じる。

指圧師の増永静人は、心臓弁膜症の若い嫁をかばうように話す姑について記している。「この病気はヒビの入った茶碗と一緒だから、一生大事に使わないといけませんと医者に言われているのですよ」と姑は言うのだが、自身は「お産のとき以外は一度も病で床に就したことがない」。こんな完璧な姑のもとでは、嫁は「どんなに一生懸命働いたところで到底十分とは見てもらえまい、〝心臓に穴があいている〟という言い訳でもしなければ、嫁としてとても一緒に暮らせまい」。指圧で嫁の体調がよくなると、「何か窮屈だったこの家族が、難病が少しずつよくなるという感謝でどことなく明るくなった」と増永は述べている。[27]

イニシエーションとしての病

ほとんどの病気にはイニシエーションとしての側面がある。どの民族にもイニシエーション（通過儀礼）がある。縄文人は成人式に犬歯を抜いた。一万年以上前のことで麻酔も歯科手術もない。かなりの痛みと出血を伴ったであろう。村人でお祝いをしながら抜歯をする。若者は、犬歯があった時と、なくなって以降とでは、別の価値観を生きるようになる。イニシエーションとは、死と再生がテーマだからだ。

病とイニシエーションの関係を示す具体例を紹介しよう。ある優秀な営業マンがいた。彼は会社で最高の営業成績を維持して、最年少で係長、課長、部長と出世した。同僚の誰もが彼は社長になるだろうと信じていた。ところが、四〇歳の若さで急性心筋梗塞を発症してしまった。ＩＣＵのなかで何度も心停止し、救命され三日目に意識が戻った時、彼は「拾った命だ」とつぶやいたそうだ。振り返ってみれば、仕事ひとすじに生きた彼は自分の子どもを抱いたことすらなかったのだ。妻との関係も冷え切っていた。彼は退院すると、家族との団欒を大切にするようになった。心肺機能が低下して以前のように営業成績が維持できない彼を、同僚たちは哀れんだ。しかし、彼はまったく気にしなかった。心臓からの放散痛でしこる左の肩峰（acromia）をなでながら、彼はつぶやいた。「心筋梗塞のおかげで、僕は本当の家族と出会うことができたんだ」と。彼にとって心筋梗塞はイニシエーションとして機能していた。病気になる前の彼はいったん死んで、新しい価値観を帯びた命を再生したからである。

＊

この章では、精神疾患概念の成立過程を歴史的に振り返り、それが内科疾患と決定的に異なる形で定義づけられたものである――内科疾患のように病理学的実体を有する自然種ではない――ことを指摘した。次章では、我々が思考する時、意識の過程で避けて通れない言語について考えてみよう。

第3章　言語の条件――人類にとって統合失調症とは何か

茨城弁のニュース

どこの家にでもあるような話かもしれない。男親と息子の関係のことだ。両者の間には、気軽には素直になれないような、不器用な気恥ずかしさを生じることがある。もちろん、私だってこの手の不器用さから例外でありえたわけではない。もっとも、幼い頃に預けられた父方の実家で育った私には、人生のほとんどの期間で物理的に父と寝起きをともにするような機会がなかった。だから、八五歳で食道がんが見つかってから亡くなるまでの一二ヵ月間――多少なりとも一緒に過ごす時間がもてたわけだが――は、父に関して初めて知ることの連続だった。

五歳まで住んだことがある父の自宅を、五〇年ぶりに訪ねた時のことだ。庭先や居間で猫を三匹も見つけて驚いた。父が猫好きだったなんて、聞いたこともなかったからだ。大学病院への通院は、消化器外科と循環器内科と呼吸器内科をはしごするので、昼食をはさんで一日がかりの大仕事となる。父から小銭を預かって院内の売店へ鮭のおにぎりを買いに行かされた時、それが父の好物だったことも初めて知った。

一番驚いたのは、父が江戸弁を話したことだ。入院中に「おまいさん」と呼ばれて初めて気がついた。「こしらえる」とか「ぶん投げる」とか、ずいぶんと粋がった、落語でしか耳にしなくなったような言葉を駆使すると、苦労して実家の庭先に掘った防空壕のことや、軍需工場の勤労動員で作った魚雷のスクリューやら、戸山ヶ原の練兵場やらの話を聞かされた。小学校の漢字の読み取りで、私は「まんねんしつ」と書いてバツになったことがある。はたして父の影響だったのだろうか。

ただ、幼い頃から過ごした実家では、父の江戸弁よりも祖母の茨城弁のほうが標準だったような気がする。なぜなら、「布団を敷《し》く」は江戸弁で「布団をひく」になるが、祖母や叔母が話した茨城弁の「布団をすく」を私はよく使ったからだ。小学校で級友たちから「すく」はおかしいと指摘されるまで、私は自分の茨城弁に気づくことさえなかったのだ。明治三〇（一八九七）年生まれだった祖母からは、水海道《みつかいどう》で見たハレー彗星や日露戦争に勝利した時の提燈行列の話を、古風な茨城弁でよく聞かされたものだ。そのせいだろうか。今でも戦時中のニュース映像を見るたびに、なぜか茨城訛りに聞こえてしまうのは。

言葉の意味野

米国の鉄道建築技術者だったフィネアス・ゲージは、一八四八年、鉄棒が頭骸骨を貫通して前頭葉を損傷する事故にみまわれた[1]（図3－1）。ゲージが事故後に情動と意思決定に障害を負ったことをきっかけとして、前頭葉の機能に関する神経学は進歩した。てんかんの外科治療で海馬を摘出されたヘンリー・モレゾンについては第6章で触れるが、こうした脳損傷の症例を研究することで短期記憶の研究が進み、神経学は記憶について多くの知見を得てきたのである。

同様に、失語症研究から私たちが言語について知りえたことも多い。たとえば失語症には、言われた内容は理解できるのに自分では言葉がうまく作れない運動性失語と、逆に自分の意思を言葉で表現できるのに話しかけられた内容を理解できない感覚性失語がある。このことから、我々が言葉を「理解する」過程と、言葉を「紡ぐ」それが異なる機序によることが判明する。さらには、後者がウェルニッケ野と呼ばれる優位半球の上側頭回――ドイツの神経学者コルビニアン・ブロードマンが作った脳地図で二二野――にあり、前者がブローカ野で、同じく優位半球の下前頭回の弁蓋部と三角部――ブロードマンの四四野・四五野――にあることも突きとめられている。つまり、解剖学的に条件づけられた脳のモジュール構造によって、私たちの言語活動は組み立てられるのだ。言語という非物質が、解剖学という物質構造の制約を受けていることになる。

米国の神経学者フランソワズ・ボウラーらは、すべての言葉の理解が失われた米国人の全失語症患者が、母国語のみに反応を示した実験結果を発表した[2]。ボウラーら

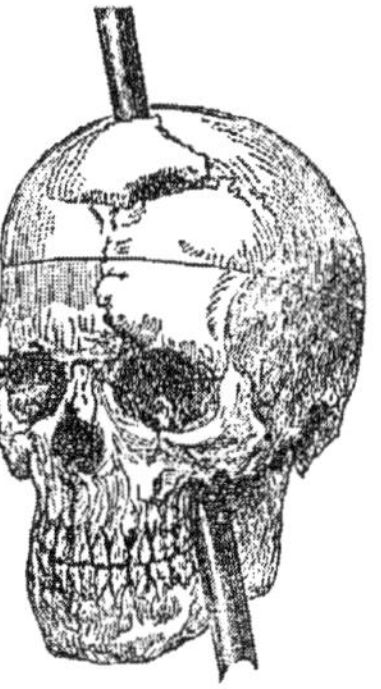

図3-1　フィネアス・ゲージの頭蓋骨（文献1）

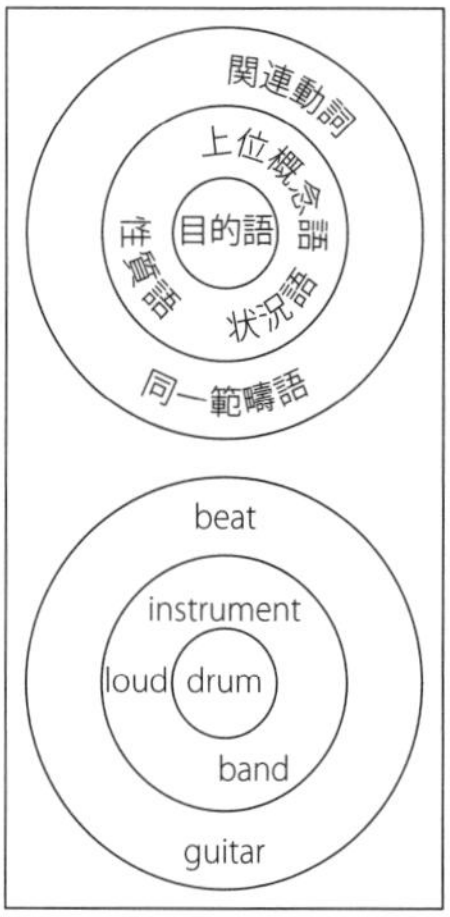

図3-2　語彙の網目構造
（文献４）

は、米国人の全失語症患者にイタリア語、フランス語、英語で呼びかけた。すると、患者は内容が理解できないのに英語の呼びかけにのみ自然な態度をとり、イタリア語やフランス語には戸惑いの表情を見せたという。つまり、言葉の中心的な意味の理解力を失っても、母国語のリズム、アクセント、メロディは認知できるのだ[3]。

全失語症でも、「手を開いて」というと手を握ってきたり、呼称障害でも鉛筆を「消しゴム」と述べる症例がいるので、正確な意味を理解できなくとも似たところまではたどり着けるようだ。こうした症例の存在は、言葉が意味の中心骨格の周りに広い裾野をもっていることを示している。中心には意味の本丸があって、緩やかに広がる裾野の最外縁に、ボウラーらの報告したような、意味の最も薄いリズムやアクセントなどが位置しているのだろう。

ボストンの神経心理学者ハロルド・グッドグラスらは、意味野の中心と辺縁の存在を実験で証明した[4]。彼らは、障害程度の異なる失語症患者と健常者を対象に、一六種類の名詞に対する反応時間と誤答率を測定した。その結果、一つの言葉の周りに一定の強さで関連する語彙の網目構造が存在することが示されたのだ[4]（図３－２）。この図を見れば、失語症の種類によっては、正確な意味は外れながらも似た意味までたどり着けたわけが理解できる。

発語の条件

喉頭原音――呼気による声帯振動音――は、基調低周波数成分とその整数倍の周波数成分が合わさってできるスペクトル音である。この喉頭原音は、口腔内に誘導されると共鳴特性にしたがって特定の周波数成分が増強されたり減弱されたりして、一定の周波数ピークを示す音響学的構造をもつようになる。[5] 周波数ピークは、低周波から順に第一～第三フォルマントと呼ばれる。これこそが、母音の正体なのだ。ヒトは口の開き方と舌の形を変えることによってフォルマント構造の異なった母音を発生させる。たとえば、第一から第三フォルマントは、母音「ア」では六九〇、一一七〇、二四七〇ヘルツで、「イ」では三一〇、二〇五〇、三〇四〇ヘルツといったように。一方、子音は呼気の通路を一時的に狭窄させることで「ス」や「シュ」といった摩擦音を作り、呼気を一時的に遮断させると「パ」や「タ」のような破裂音が発生する。

いずれにせよ、喉頭原音を口腔へ誘導してフォルマント構造を作れることが発語の必須条件となる。ヒトでは咽頭で食道と気道が交叉しており、交叉部位にある喉頭蓋を開けることで肺からの呼気を口腔へ誘導して母音を形成する。ところが、チンパンジーでは喉頭の位置がヒトより高く口腔により近いため、開いた喉頭蓋が口腔を塞いでしまい、呼気はすべて鼻腔に流れてしまう。そのためチンパンジーはフォルマント構造をもった母音を作ることができない[5]（図3−3）。すなわち、喉頭から口腔までの距離――口腔まで喉頭原音を誘導できるか否か――という解剖学的条件が、発語

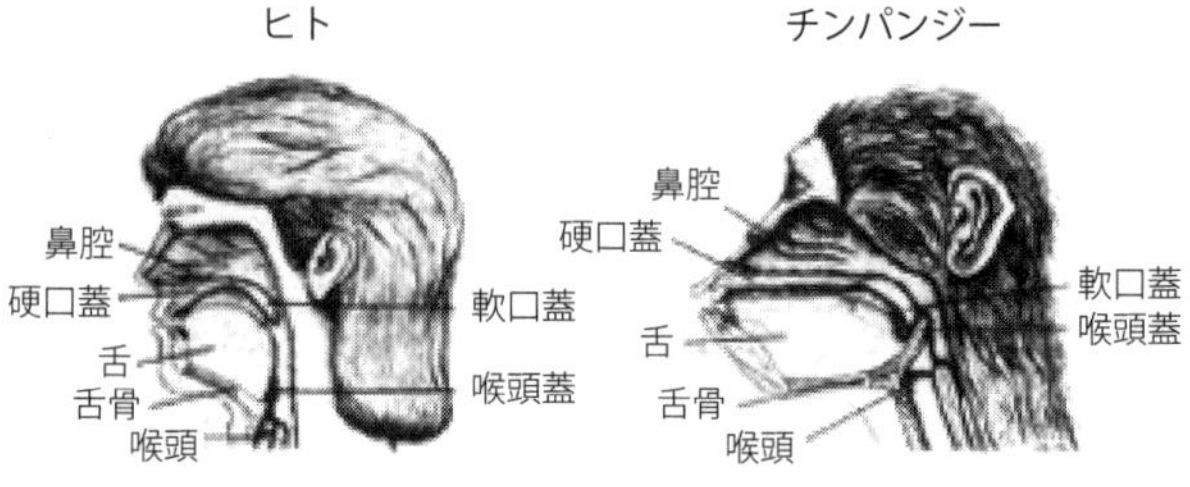

図3-3　ヒトとチンパンジーの声道（文献７）

の可能性を決定してしまうのだ。

我々ホモ・サピエンスは、六〇〇万年前にチンパンジーとの共通祖先から分かれてアウストラロピテクスなどを分岐しながらホモ属へと進化した。チンパンジーから分かれた我々の祖先はすべて絶滅し、ネアンデルタール人を含むホモ属のなかでさえホモ・サピエンス以外はすべて絶えてしまっている。[6] 我々は進化史上、奇跡的に生き延びた種なのだ。

さて、チンパンジーの発語は絶望的だったとしても、いったい進化的にヒト以前はどの段階から発語が可能となったのだろうか。認知科学者のフィリップ・リバーマンは、この疑問に答える貴重な研究成果を発表した。リバーマンは、ネアンデルタール人の骨格を用いて喉頭から口腔までの距離を推定し、気道の形態を復元した。[7] その結果、チンパンジーより喉頭から口腔までの距離が長いことから、喉頭原音を口腔内に誘導できたはずだと結論し、ネアンデルタール人が言葉を話した可能性が高いとした。一方、ネアンデルタール人よりさらに進化的に古いアウストラロピテクスの声道を再現してみると、類人猿とほぼ等しい構造だったことから、母音は作れなかったであろうと述べている。アウストラロピテクスの発語もまた、解剖学的な物質構造の制約を受けるわけだ。

言葉を話すための神経機構には、脳の言語領野のブローカ野があるブロードマンの四四野・四五野と、顔面・口領域の運動前野（六野）と運動野（四野）が必要となる。実は、これらに相同する皮質領域はすでにマカクザルの段階から備わっている。だから、ヒトの言葉は、進化史上古くから存在した神経回路──発語には使われていなかった──を、母音形成できる解剖学的条件がそろったホモ属の段階から話し言葉に転用し始めたものと考えることができるのだ。[5]

指示的会話

ベルベットモンキーは、天敵が襲来した時の警戒発声を、その天敵が猛禽類、四足肉食獣、肉食爬虫類（ヘビ）の場合でそれぞれ異なった音声信号にして、群れの退避行動を適切に誘発している。[5] たとえば、ピューマに追われた時の「木へ逃げろ」と、ゴールデンイーグルが急降下してきた時の「伏せろ」で鳴き声が違うといった具合に。これは最も原始的な言語の形であり、時制も分節構造もない操作的（manipulative）会話と呼ばれる。一方、ホモ・サピエンスの言語は過去や未来といった時制をもち、主語や述語といった分節構造も有する指示的（referential）会話である。はたして、ベルベットモンキーの操作的会話からホモ・サピエンスの指示的会話に発展したのは、進化史上どの段階だったのだろうか。

ホモ・サピエンスは、一〇万年前に西アフリカで誕生したと考えられる。一方、ネアンデルタール人は、四〇万年前に出現し四万年前に絶滅した我々に最も近いホモ属である。上述のように、喉頭構造をみるとネアンデルタール人も言葉を話したらしいが、いったい彼らの言語はすでに指示的会話だったのか、それともまだ操作的な段階に留まっていたのだろうか。

文字が残っているはずもない四万年以上前の言語は、どうやって推定したらよいのだろう。考古学者のスティーブン・ミスンが、興味深い検証方法を用いてこの難問に答えている。ミスンは、指示的会話を獲得した社会のみが実現しうる社会活動として、①学習方法としての教育、②自己存在を客観的に示すための装身具の作成、③死後の世界に対する意識を挙げた。[8]

まずは教育について、チンパンジーとヒトを比較してみようか。チンパンジーには、木の枝を使ってアリを釣り上げて食べたり、石を使い木の実を割るといった道具使用が観察されている。これら道具を用いた技術の伝承は基本的に「見よう見まね」であり、技術が獲得され目的が達成されると、それ以上の技術改良や発展は生じない。一方、話し言葉を用いた教育が行われると、新技術への発展の可能性が高まる。

では、ネアンデルタール人はどうだろうか。彼らは動物の解体や皮剝ぎに、スクレーパーやポイントなど石器を使用していた。ところが、実に数十万年の間これらの道具の種類や形態はほとんど変化しなかったのだ。彼らは、投槍器や弓矢も発明することなく同じ技術レベルのまま生活を続けたらしい。これらから、ネアンデルタール人の技術継承は「見よう見まね」のレベルを超えなかったと考えられている。

次に、装身具についてゴリラとヒトを比較しながら話を進めてみよう。装飾品をもたないチンパンジーやゴリラが自己をアピールするには、自分の身体そのものを用いるしかない。たとえば、ゴリラの雄は自分の胸を両手でたたくドラミングや、木に登って枝を大きく揺するといった身体能力の誇示によって自分の力量をアピールする。

では、ヒトはどうだろうか。ホモ・サピエンスは身体能力ではなく、属する社会における地位――指示的会話でなければ表現できないもの――を装身具によってアピールする。ところが、ネアンデルタール人の遺跡からは、装飾品がほとんど見つかっていないのだ。唯一、ホモ・サピエンスと共存した時代のシャテルペロン文化の遺跡では、わずかに装身具と考えられるものが見つかっている。しかしながら、これらはホモ・サピエンスからもらったか、見よう見まねで作った可能性が疑われている。

最後に、死後の世界だが、ネアンデルタール人が時制を用いた会話をした可能性について、埋葬の仕方から考えてみたい。過去の記憶や未来の期待を伝えるには、時制を有する会話が必要となる。なぜなら、時制がなければ、死者の生前の存在を過去の出来事として記憶に留める――この行為の産物こそが墓にほかならない――ことができないからだ。ネアンデルタール人が死者を埋葬したことはよく知られているが、副葬品と思われるようなものはほとんど見出されていない。はたして、彼らは副葬品で飾られることのないシンプルな墓穴で、生前の存在を記憶に留めることができたのだろうか。つまり、彼らに死後の世界という概念があったのか、いまだ定かではないのだ。

以上の教育、装身具、死後の世界について見てみる限り、ネアンデルタール人の言語が指示的会話に用いられた可能性よりは、操作的会話が優勢だった可能性のほうが高いのかもしれない。とすれば、指示的言語はホモ・サピエンスになって初めて誕生したと考えられるのだ。

洞窟の祈り

南仏にあるニオー洞窟、フォンタネ洞窟、ル・ポルテル洞窟には、一万年以上前に描かれた壁画がある。フランスの古人類学者ドーヴォアらは、壁画と音響効果の調査を行った。(9) 洞窟内で絵画の描かれている場所では、一回の拍手や発声で五～七回のエコーが聞こえたが、絵画のないところでは反響が悪かったという。これら洞窟壁画は動物の写実が多いが（図3－4）、獣身（半身が動物の人間像）が描かれた場所もあり（図3－5）、これがシャーマンだった可能性が指摘されている。

音響効果のよい場所のほとんどに壁画が描かれていたことから、こうした絵画の前ではシャーマンが主導して笛や石琴による音楽に合わせて歌が歌われ、参加者がトランス状態になって踊ったのではないかと推定されている。(5) マンモス、オオシカ、バイソンなどの狩りは危険が伴ったはずで、犠牲になった仲間もいただろう。したがって、舞踏の目的はヒトの能力を超えた自然の力に対する祈りであろうとする説が有力である。

名指すことのできる対象物を描く能力は類人猿にはなく、ヒトのみがもっている。描いた対象物を命名するためには、語という分節単位からなる言語の存在が必要である。幼児の絵画の分析では、文という形態の発話を日常的に営める三歳以降になって、固有名詞で命名可能な人物を描き分けられるようになる。(5) したがって、操作的言語しかもたなかったネアンデルタール人が描いたと推定される洞窟壁画も、幾何学模様――三歳以下の幼児でも描ける――に留まっていたのだ（図3－6）。

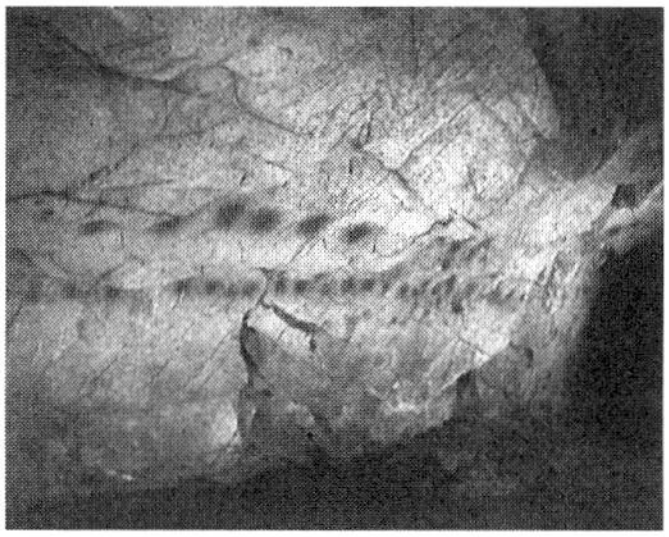

図3-6　エル・カスティーヨ洞窟に描かれた赤い円盤（文献10）

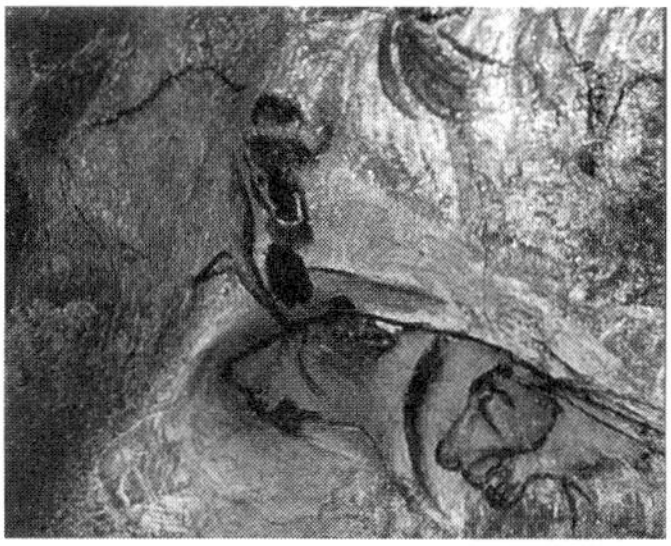

図3-4　ショーヴェ洞窟に描かれた正面向きのパイソン（文献10）

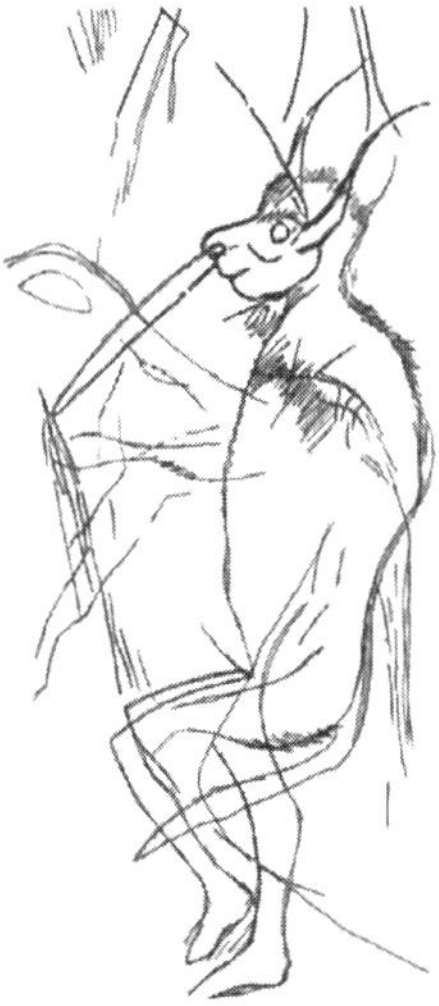

図3-5　トロア・フレール洞窟の「小さな魔法使い」（文献11）

言葉の奇跡

我々ホモ・サピエンスは六〇〇万年前にチンパンジーとの共通祖先から分かれ、過酷な自然環境のなか、ネアンデルタール人やアウストラロピテクスといった仲間を次々と失いながらここまで生き延びてきた。この奇跡に思いをはせる時、私たちにあって仲間たちになかったものが言語と音楽だったことに気づかされる。言語と音楽が絶滅を防いだのかもしれないと。

最近の脳画像研究（PET、fMRI）で、音階を聞いた時は聴覚野（ブロードマンの四二野）と言語を司るウェルニッケ野が活性化しており、言語を処理する脳領域と音楽のそれが一部重なり合うことが指摘されている。[12] ネアンデルタール人までの仲間になかったそれらを獲得したことが、進化史上の奇跡と関連しているに違いない。

イギリスの精神医学者ティモシー・クロウは、「精神病の起源についてのダーウィンのアプローチ」と題する論文を一九九五年に発表した。[13] 統合失調症を発症すると配偶者の獲得や妊娠に不利になる（婚姻率は一般人口より男性で七割、女性で三割程度低下する）のに、どの民族でも統合失調症は常に一%程度の発症頻度が維持されている。統合失調症を引き起こすような遺伝子は、本来は子どもを残しやすい――生存に有利――性質をもつのかもしれない。クロウは統合失調症患者の脳が健常者に比べて左右差があること、とくに優位半球（左側脳）にある言語を司る領域の周辺で体積が減少している点に注目して、この統合失調症のパラドックスについて考察した。つまり、言語領野の変化と統合失調症であることに関連があると考えたわけだ。

病気であることがかえって生存に有利であった例に、たとえば鎌状赤血球貧血症がある。ヘモグロビンのβサブユニットにある六番目のアミノ酸——グルタミン酸——がバリンに置き換わる遺伝子変異によって、本来は扁平な球体である赤血球が屈曲して変形してしまう遺伝性疾患である。溶結性貧血を起こすので、生存には不利なはずだ。ところが、このヘモグロビンのグルタミン酸がバリンに置き換わる変異は、アフリカや中近東などマラリア蔓延地域の住民では、なぜか高い頻度で生存しているのだ。マラリアは原虫の感染により高熱を引き起こす疾患だが、原虫は赤血球のなかで生育するため、鎌状赤血球遺伝子により変形した赤血球ではマラリア原虫が増殖しにくい。だから、この地域では変異をもっている個人のほうが、そうでない個人よりマラリアを発症しにくく、そのため淘汰圧に勝って生存しやすかったのだ。

クロウは、人類は言語の獲得と引き換えに、統合失調症という苦難を引き受けたのだと述べている。まるで、マラリアを生き延びた、鎌状赤血球症のように。

＊

この章では、言語の成立を解剖学や霊長類進化の過程から振り返ってみた。すると、統合失調症という疾病的プロセスと、我々ホモ・サピエンスが奇跡的に生き残った理由との関連が示唆された。次の章では、意識の構造について考えながら、超越的意識と精神病との関係を紐解いてみよう。

第4章　本質と意識のありか

神の物語が、文字の上に遺されるまでに、どれほどの言語表現上の、どれほどの努力が、多くの人達によつて積み重ねられたか。この熱烈な宣長の想像が、「源氏」熟読によって磨かれた冷静な分析力に導かれるさまを思ひ描けば、彼の思想の、簡単だがしっかりしたデッサンが得られると思はれる。といふ事は、彼の思想は決して要約出来ないといふ意味にもなる。彼は、思想があつて、それを現す為の言葉を用意した人ではない。言葉が一切の思想を創り出してゐるといふ事を見極めようとする努力が、そのまゝ彼の思想だつたのである。

——小林秀雄「本居宣長補記Ⅱ」(1)

分節化される意識

たとえば、今私は深夜の研究室で締め切りをかなり過ぎたこの原稿を書いている。中心視野にはパソコンの画面があり、視野が途切れようとするあたりにキーボードへかけた自分の指が見るともなく映っている。少しだけパソコンのディスプレイから意識を引けば、FMラジオからファンクミュージックが聞くともなしに耳へと届き、私の席を周囲から仕切ったついたての外、テーブルに置かれたノートパソコンから Keith Jarrett の The Köln Concert がかすかに漏れている。再び書こうとしている文脈へ意識を集中すれば、それらの雑念は意識外へと遠のく。しばらく作業がはかどっていたがFMの音楽がよく知った曲だったので、「あれ？ 誰だったかな」とつい意識を向けてしまう。ああそうだ、Earth Wind & Fire の September だとわかる。いかん、いかん。締め切りを過ぎていることを思い出し、再びパソコンに意識を集中させる。しばらくして文献を確認していた時のことだった。ふと、視野の辺縁にあった部下の机の上に、赤色を基調とした四角い小さな構造物があるのが目に入り、何だろうと席を立って近づいた。パソコン作業用に老眼鏡をかけていると、二mほど離れた部下の机は焦点が合わないからだ。なんだ、お菓子のパッケージか。

我々はこのように、ふだん大きく二つに分けられる意識のなかで精神活動を営んでいる。意識の中心視野とでもいえる領域、すなわち言語によって活発に分節化された精神場面と、その周辺に同心円状に存在する、まだ分節化されずにぼんやりと広がる非言語的で無意識的な領域である[2]。意識の中心視野では、言語の意味機能が活発に作用して対象を分節化している。「深夜、研究室、締め切り、原稿……」と。そして、言語の意味機能を用いれば、周辺で漠然として意識されない無分節な領域もただちに中心視野化する。たとえば、意識の明るみが途絶える薄暗いあたりも、「あれ？ 何だったかな」「あ、そうだ。Earth Wind & Fire の September だ」「なんだ、お菓子のパッケージか」といったように言語によって分節化されると、スポットライトで照らされたかのように意識内へと立ちのぼる。分節化された意識、そして無分節な周辺の無意識。コトバとコトバ以前と。

コトバの本質志向性

この意識化にあたって用いられる言語の意味機能は、対象の本質を認知して分節化することとされる。[2] つまり、コトバの意味機能には、「本質」喚起的な側面があるのだ。少しわかりにくいので、具体的な話をしよう。たとえば、松尾芭蕉に次のような句がある。

よく見れば薺《なずな》花咲く垣根かな

芭蕉が意識の周辺視野で捉えた薄緑を中心視野へと捉え直した瞬間は、まだ言語による意味機能が働いていないので、薄緑の構造物はぼんやりとしていて分節化されていない。直後に「薺だ！」とわかったのは、芭蕉の人生で過去から蓄積されてきた薺の葉の形、色、茎の流れ、匂いなど、薺の本質として概念化されたものが喚起されたからだ。ナズナというコトバが、薺の本質を志向したのだ。

まだ、わかりにくいかもしれない。

では、街の人ごみから知り合いを偶然見つけた場面を思い起こしていただけるだろうか。雑踏で向こうから無数の顔が近づいてきてはすれ違う。見ず知らずの顔が大きくなっては後方へと消えていく。繰り返し、繰り返し、無数の顔がすれ違う。ふと、ある顔がリアルさを帯びた瞬間、向こうも自分とほぼ同時にこちらに気づいて表情をつくる。あ、サイトウさんじゃないかあ！

無分節な顔、顔、顔。そこに、一つだけ、「あれ？」。急速に本質が志向され、サイトウという旧友のナマエで分節化された顔。まさに「よく見ればサイトウじゃないか街のなか」である。まだ、わかりにくいだろうか。

つまり我々の眼は、解剖学的にカメラと驚くほど似た構造をしているが、水晶体を通過して網膜に映った可視光を単純に見ているわけではないということだ。こちらから、かなり意図をもって言語を駆使しながら見に行っているのである。

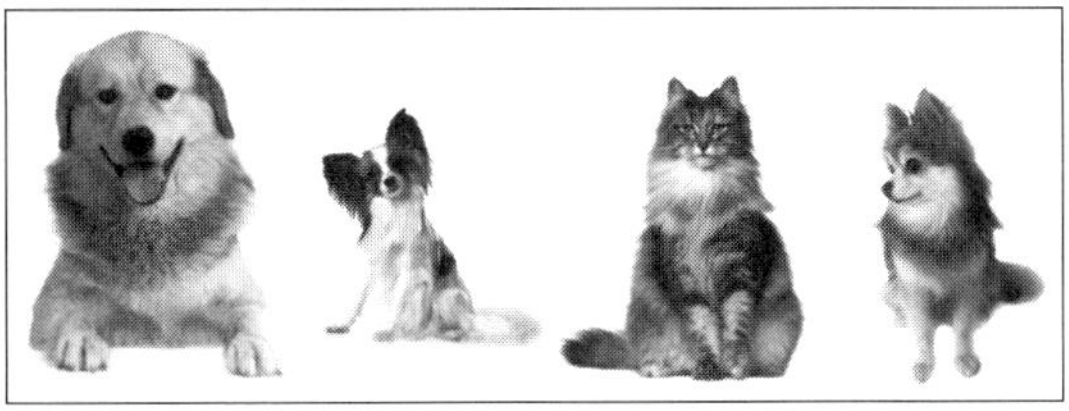

図4-1　動物の本質を喚起する刺激

ポポの本質

図4－1を見てほしい。みなさんの視野に図が映った瞬間、四匹の動物がいることが認知されたはずだ。そして、ほぼ同時といってよい直後に、三匹は犬で右から二番目だけが猫であることに気づかれたであろう。自分の認知の瞬間を、過程に分解できるか振り返ってみてほしい。耳の立ち上がり具合や、目と鼻の間隔、尾や毛なみなど、精妙な組成を見分けて犬と猫を判別していることに気づかされるだろう。この精妙な組成こそが、イ

ヌとネコの本質にほかならない。ここまでの認知過程――無分節な非言語的領野から言語の意味機能によって本質が志向される――をご理解いただけただろうか。イヌというコトバにより本質が喚起され、「犬だ！」と認知が完了する。

ここまでのイヌとネコの認知過程は、私と読者とで同じであるはずだ。ところが、ここから先、読者にはない私だけの意識の性質が立ち上がる。一番右の犬が、実はわが家で飼っているポメラニアンとチワワの雑種犬、ポポなのだ。左二匹の犬ともう一匹のメス犬ポポは、意識を向けた瞬間は、三匹に共通した本質であるイヌを志向したはずだ。しかし次の瞬間「あ、ポポだ」と私がわかったのは、ポポの本質――五年前、ペットショップで娘に「この子ほしい」とせがまれ買ってきて以来のポポというコトバで志向される精妙な蓄積――が認知されたからだ。コトバ以前の無数の顔、そして「サイトウさん」というコトバで分節化された顔。イヌの本質とポポの本質。

物のあはれ

イスラームのスコラ哲学では、この一般的な意味における本質をマーヒーヤ（māhīyah）、特殊的な意味における本質をフウィーヤ（huwīyah）と区別している。つまり、イヌがマーヒーヤでポポがフウィーヤにあたる。

江戸時代の国学者・本居宣長は、概念的抽象論を極端に嫌った。いわば、マーヒーヤもフウィーヤも拒んだところに「物のあはれ」、物の心を内側からつかむ正しい認識法があるとした。(2)

たとへばうれしかるべき事にあひてうれしく思ふは、其うれしかるべき事の心をわきまへしる故に、うれしき也。又かなしかるべき事にあひてかなしく思ふは、其悲しかるべき事の心を弁《わきま》へしる故に、かなしき也。されば事にふれて、そのうれしくかなしき事の心をわきまへしるを、物のあはれをしるといふなり。（「石上私淑言」[3]）

物の心をわきまへしるが即ち物の哀れをしる也。（「紫文要領」[4]）

「物の心をしる」とは、コトバの意味機能による本質志向を経ずに直感的に把握することである。[2]意識の中心視野でコトバを語った瞬間に失われてしまう実存的感動を宣長は大切にしたのだ。自然で素朴な実存的感動を通じて「深く心に感じる」ことができる人を、宣長は「心ある人」と呼んだ。先ほど、眼は構造的にカメラとそっくりなのに、我々の見る世界は単純に光学的風景ではないと言ったばかりだ。ところが宣長は能動的な「見に行く」姿勢を批判している。ただし、宣長の言う「心ある」は、カメラのままという意味ではなく、言語を介さない見えるままを意味しているようだ。

神の自由意志

見えている風景、聞こえている世界といった意識野に、見に行く、聞きに行くという能動性が積極的に関与する。その能動性において、本質を意向するコトバが重要な役割を担っている。ここで、少し本質について考えてみたい。

本質をめぐっては、ラテン・アヴェロイズムと呼ばれる一大思想運動がある。アヴェロイス（本名イブン・ロシド）は、スペインのイスラームが生んだ最高のアラブ哲学者である。アヴェロイスはアリストテレスの哲学から因果律的思考を取り入れた。[2] つまり、世界を因果律が支配する整然たる秩序として理解した。たとえば、火が紙に触れれば燃える。それは、火にモノを燃やす「本質」が備わっているからだとした。水が紙を濡らすのも、水にモノを濡らす「本質」があるからである。火という原因があって燃えるという結果――因果律が存在する。火は紙を濡らさず、水は紙を燃やさない。世界はすべての物に備わった本質による因果律によって支配されたコスモスである。[2] 私も含めた近代生物学者が考えるコスモスは、アヴェロイスの支持した因果律の世界観とほぼ等しい。

一方、ムハンマド・アル・ガザーリーは、一切の事物から固有の作用――本質――を否定するイスラームの原子論の立場をとった。世界は本質をもたない偶然に支配されたコスモスであり、そこは神の自由意志のみが支配しているからこそ奇蹟も起こりえるのだ。おそらく現代物理学が考える原子論はガザーリーの世界観と同根であろう。つまり森羅万象を成すすべての物質は、分解すると最後はそれそのものは本質をもたない中性子と陽子と電子から成るという世界観である。神の自由意志が入る余地を失うラテン・アヴェロイズムに危険を感じたカトリック教会は、一二七七年にこの危険思想に対して正式に異端宣告を行った。[2]

ここで、禅の考える本質が面白い。なぜならば、ガザーリーの本質否定とも、アヴェロイスの本質的因果律とも異なる独創的な発想をとるからだ。禅では、本質を妄想であり目の曇りによって虚空に現れる幻影のごときものとする。禅は、すべての存在者から本質を消去し、意識のなかの対象を無化することによって世界をカオス化する。いったんカオス化された宇宙に、禅は再び秩序を取り戻す。しかし、今度は前と違った形で返ってくるのだ。無分節なまま経験的分節も同時実現するコスモス、つまり無分節でありかつ分節されているというパラドキシカルな世界こそが、禅の見る実在なのである。[2] なるほど、これが禅問答ってやつか。

　ちょっと、頭が混乱しないだろうか。なぜなら、冒頭のパソコンに向かって原稿を書いている場面でいえば、無分節な周辺視野のまま中心視野が同時に実現することになるからだ。私だってこんなコスモスを見たことも経験したこともない。でも、そんな世界を一度でよいから体験してみたいと思い、二〇一七年五月三日に東京禅センターの初心者向け座禅コースに参加した。これがめっぽう面白かった。自分の意識を言語化されない静寂のままに置いておく。「置いておこう」と能動化した瞬間に言語化されてしまうような危うい静けさのなかで、危うさに導かれるままに任せる。私はさっそく坐具を購入すると、五月八日から毎朝坐禅を続けている。坐具に腰を乗せ、半跏趺坐《はんかふざ》（股関節が硬いなど両足を膝の上に組めない場合、片足のみ膝に抱いてもよい）を組む。呼吸に意識を集中することで、周囲にあるすべての見えるもの聞こえるものから本質が失われるに任せ、無分節な世界を見ようとしている。いや、禅では「見よう」という能動性も分節化を喚起するので、「見える」に任せるのだが、今のところ無分節と経験的分節が同時実現したことは一度もない。本質で文節化される意識、そして無分節な無意識。

眼という精功なカメラを通して、網膜というフィルムに映る視野を言語を使って能動的に見に行く世界観において、言語を封じたのが宣長の世界である。しかし、宣長もまだ能動的に「見に行く」カメラの光学的風景であることに変わりない。ところが禅では、この能動性さえも封じ、いったんカメラになり切る。さらにカメラを道具として使用する「主体」さえも封じ切るところに、禅の極意たる「空」——不在化された主体——があるのだろう。

階層的意識

コトバの本質志向性と意識についてこれまで考えてきたが、意識は均質なものではなく階層構造をとっているらしいことが指摘されている。

イスラーム学者の井筒俊彦は、ジルベール・デュランの社会学的解釈学、ユング派心理学、そして大乗仏教など唯識哲学をまとめて意識構造を図示している(2)（図4-2）。表層意識が、冒頭で述べたパソコンの中心視野と周辺視野にたとえられる意識である。即物的対象に向かうこの意識世界は、ふだん我々が合理的に合点できる感覚世界だ。表層意識はコトバによって文節化された本質で構築されているので、言語が異なれば見え方も当然変わるはずだ。第2章で触れた音素数が極端に少ないアマゾンのピダハン語では、日本語によって分節化される世界とは異なった世界が映ることが直感的に理解できるだろう。

一方、下部構造の最も深い領域に無意識がある。この最下層に意識のゼロ・ポイントがあり、座禅ではここを目指していく。下部構造はふだん意識に上ることはないが忘れ去られているわけではなく、何かの折りに意識にのぼることもあれば、フロイトが指摘しているように意識されないまま表層意識の判断や行動に影響を与えることもある。

井筒は、無意識のすぐ上の階層を、C・G・ユングの集団的無意識とも、唯識哲学のアラヤ識とも述べている。ユングは、人間の無意識に、それそのものは意識されないが、心に作用することでパターン化された「イメージ」または「像」として認識される元型（archetype）を想定した。元型の作用によって夢のイメージや象徴が生まれる。

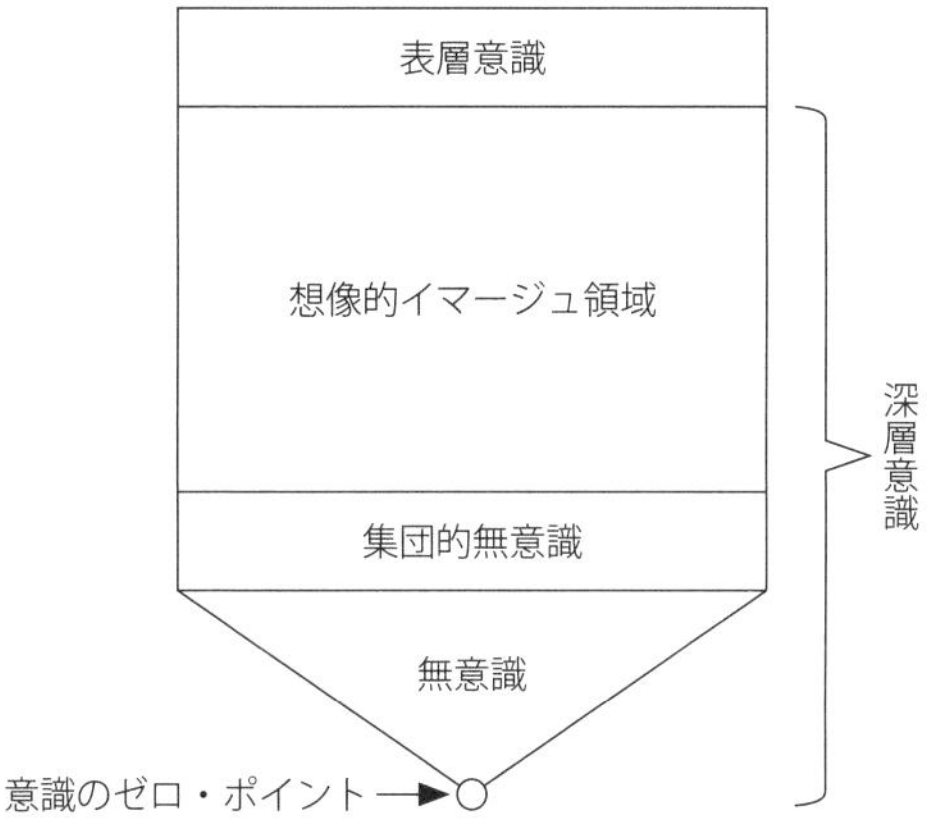

図4-2　意識の階層構造（文献2を改変）

ユングは、子ども、英雄、老賢者、大母といった元型を示している。たとえば、老賢者の元型が作用すると、夢では峻厳とした高峰や空を羽ばたく大鷲がイメージされたりする。夢や神話は表層意識の法則とは違った、コトバの分節化ではつながらない奇妙な展開をみせる。なるほど、表層意識の下部構造にある、コトバの意味機能によらない元型から影響を受けているとすれば、自分でも時々見る夢の不可思議さに合点がいく気がする。

想像的イマージュの領域では、本質がシンボルとして想像性を帯びて表層意識に影響するため、たとえば

A　セフィロトの樹　　B　八十一尊曼荼羅　　C　ユングのマンダラ

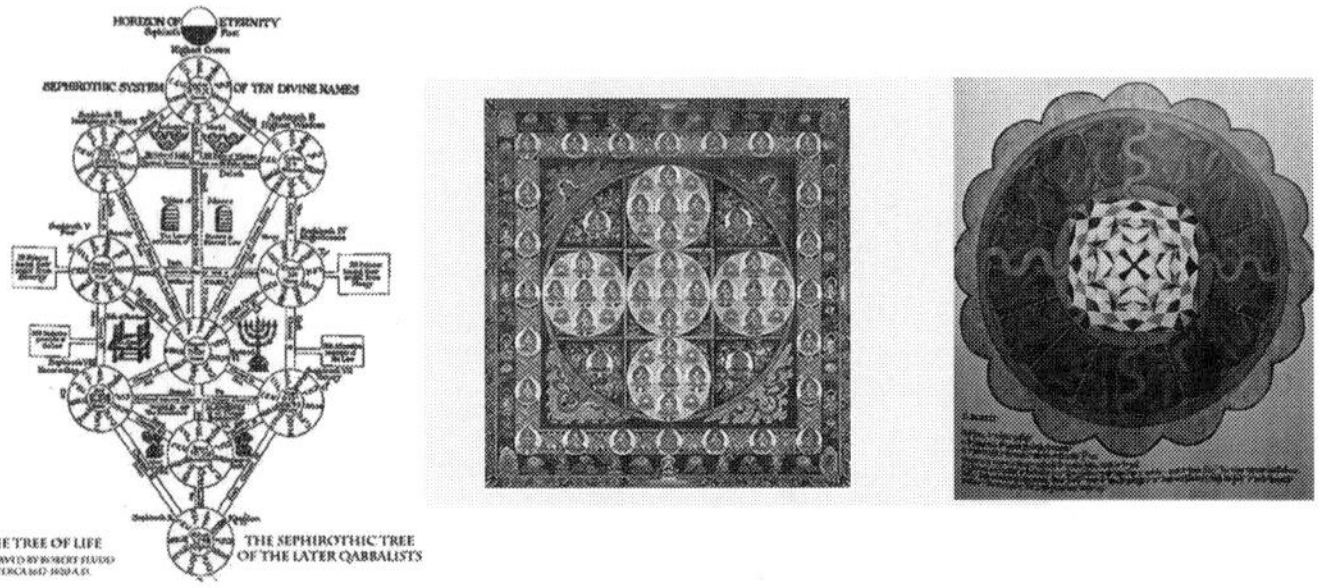

A：ユダヤ教の伝統に基づいた神秘主義思想カバラーでは、神が世界を創造する過程を示した象徴図をセフィロトの樹で示した（文献5）。
B：密教で示す悟りの境地の絵柄で示したもの。大日経を示した「胎蔵界曼荼羅」、金剛頂経を示した「金剛界曼荼羅」などがある（根津美術館）。
C：ユングは、密教とはおおよそ無縁の自分のクライアントたちが、夢や異常心理状態でマンダラ様の心象図形を経験し、それを絵に描くのを見たと述べている（文献2）。

図4-3　民族によるマンダラの違い

仏教における蓮の花やクンダリーニ・ヨガの蛇のように、物質的事物が象徴性を帯びたりもする。この元型的本質は、因縁とか縁起の法則で相互に影響し合う。本質が縁起により相互関連し合う大きな体系がマンダラだ。ヒトは民族を超えてマンダラ様の構造を想起するが、それらは言語による文化圏の影響を受けるため、キリスト教のセフィロトと仏教の曼荼羅は似ているものの同じにはならない（図4-3）。

心と精神の階層性

意識、あるいは心、精神の階層性を、少し医学的に考えてみよう。

英国の神経科医ヒューリングス・ジャクソンは、意識が、進化論的に下等な神経基盤から高等なそれ——脳幹から中脳、間脳、最高位の大脳皮質——に至る階層構造をとっているとした。上位の中枢が進化的に下等な神経基盤を統御しているので、上位が壊れると下等な脳の抑制がとれて症状化する。たとえば、脳の運動系領域に脳梗塞など損傷が生じる時みられるバビンスキー反射——足底を刺激すると足の親指が背屈して残り四指が扇状に開く——がある。バビンスキー反射は二歳までの幼児には普通にみられるが、大脳が成熟すると下位の反射を抑制するため、成人では生じず、上位の脳が壊れた時にのみ現れる。ジャクソンは、壊れた上位脳の失われた機能を陰性症状、脱抑制による下等脳の暴走を陽性症状と名づけた。先ほどの例でいえば、脳梗塞による下肢の麻痺が陰性症状であり、上位の抑制がとれて出現するようになったバビンスキー反射が陽性症状となる。破壊が急速なほど、下等中枢の暴走が激しくなる。たとえば、てんかんの後の興奮状態は、けいれん発作が脳全体の機能を急速に侵襲した結果である。反対に、認知症のように長時間かけてゆっくりと神経破壊が進行すると、てんかん後の興奮のような激しい脱抑制の症状は出現しない。

フランスの精神科医アンリ・エーは、このジャクソンの階層理論を精神病に当てはめ、新ジャクソン学説を打ち立てた。エーによれば、急速な中枢障害が急性精神病であり、躁うつ病、急性幻覚妄想状態などがこれに当たる。一方、緩慢な病理進行が慢性精神病で、統合失調症や認知症などをここに該当させた。統合失調症では意欲の低下や平板化した感情が陰性症状であり、抑制がとれたために進化的に古い脳から生まれた陽性症状が幻覚や妄想となるわけだ。

また、精神科医の濱田秀伯は、人間の精神構造を三層にまとめて図示している[6]（図4－4）。濱田は新ジャクソン学説を発展させてはいるが、意識を進化の過程に沿った下等から高等への階層として捉えるのではなく、体、心理（魂）、精神（霊）という人間の固有性の強弱で階層化した。

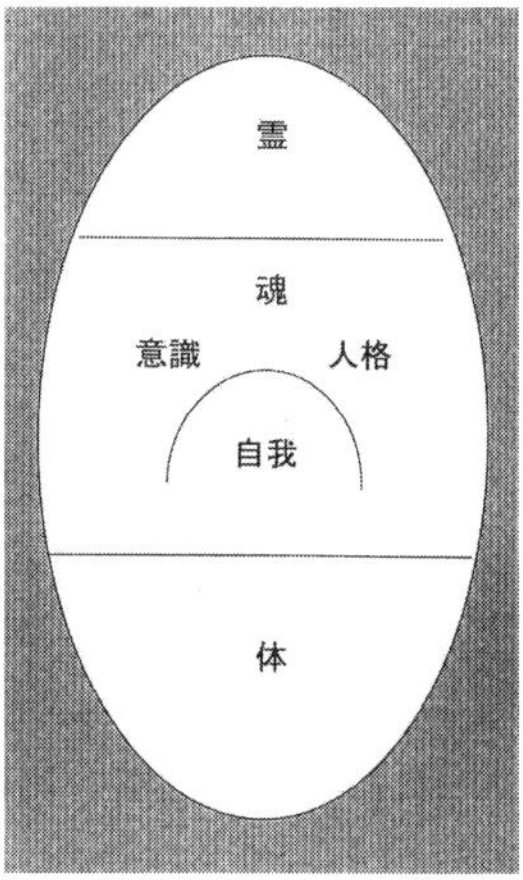

図4-4　濱田による人間の精神構造（文献6）

体の層とは脳のことで、聴覚や視覚、言語領野などといった神経基盤の道具的機能と感覚——主体が駆使することで成り立つ精神——が生物学的法則に従って働いている。私のような生物学的精神医学者が対象とする心とは、ここのことだ。つまりドーパミン神経系の過活動が幻聴や妄想をもたらし、セロトニン神経系の機能低下が抑うつを発生させるというように、心とは神経化学的な存在と考える。

その上の心理（魂）の層は人格、自我、意識といった人間に特有な時間と空間をもち、理性と感性が働く。ここでは道具的機能を統合する自我を中心に、一方は対象と能動的・間主観的にかかわる意識へ、他方は価値と意味を求める人格へと展開している。精神療法が対象とする領域がここになるだろう。たとえば共感や慰撫がここへと持ち込まれ、葛藤から生じた苦悩を癒し、意図せぬ衝突をもたらす無意識の劣等感を手当てするといったように。臨床的実感としても腑に落ちるのは、この領域のたとえば過剰な自己愛によって、下位にある身体的心である脳のドーパミン過剰やセロトニン欠乏が生じると考えることは可能だからだ。だから、向精神薬を用いてこれら伝達物質の正常化を遂げただけで上位の心理学的脳に手当てしなければ、症状は消えてもいっこうに本人が回復されないことを日常的に経験する。

最上位にある精神（霊）の層は、自己を超越して無制約的なものと応答する場、神からの呼びかけに応える咎責性に相当する。急速な精神の解体は、意識の解体を特徴とする。離人症に始まり、解体が下層へ波及すると、錯乱精神病を経て、最下層の身体にまで及べば緊張病となる。一方、慢性に進行すると人格の解体が特徴となり、パーソナリティ障害に始まり、妄想性障害を経て、最下層の破瓜病に至る。

興味深いのは、個人を超えた意識が、井筒の意識構造では深い層に集合的無意識として置かれ、濱田では最上層に描かれている点である。いずれにせよ、どちらのモデルでも随意性・意識性から最も離れた領域に、個人を超えた無制約な存在が想定されている。宮古島や沖縄のユタがカミダーリを経て人智を超えた領域と交通できるようになるのは、脳と意識の階層性の突端にこれを可能とする領域が存在するからかもしれない。

神話と無意識

井筒もユングも濱田も、個人を超えた心——心は脳に限局しない——の存在を想定している。夢も心の働きだが、はたして脳を超えるのだろうか。

たとえば、夢を精神療法に用いると、クライアントの夢に象徴の次元——神話のテーマ——が現れることがある。古事記の国産み神話では、水蛭子が生まれてすぐ流されてしまう流産が語られている。水蛭子の父親である伊耶那岐《いざなぎ》は、亡くなった母親の伊耶那美《いざなみ》を黄泉の国まで追っていく。ところが伊耶那美は、「自分はもう黄泉の国の食べ物を食べてしまったから帰れない」と述べる。新宮一成は、二〇代の女性症例を報告して、国産み神話との関連を考察している[7]。主訴は嚥下障害だが、体重が一〇kg減少するほどの拒食があった。夢分析を続けると、原因は二年半前の妊娠中絶だと思うと症例が述べた。症例の語った夢は次のようなものである。

「胎児の父親と話していると、向こうから女性が来て、男性と二人で川のそばの路地に入っていき料理を始めた。私は悲しくなり歩いていくと足もとで小さな音がした。見るとお守りさんで、私はそれを足に引きずっていた。着いたところは病院だったが、そこで看護婦さんがそうめんを出してくれた。でもそうめんは食べにくかった。前をみるとそうめんを作った台所の水の中にさっきのお守りさんが浮いていた」

お守りさんは、亡くした胎児のイメージであろう。食べると何かが起こるから食べられないというテーマは、症例の夢と国産み神話の水蛭子で共通してみえる。

新宮は、治療者と患者の間に生じる、象徴現象のようなものも報告している。彼は、二〇歳の緊張病の症例を担当している時、学会に出席した。学会の懇親会で脂っこいものを食べた後でマグロの寿司を食べたいと思い、それがあったはずのところへ行ったら、マグロはもう売り切れていた。翌日、症例と夢分析をしていると「昨日の夢のなかで、マグロのお寿司をお腹いっぱい食べました」と語ったという[8]。

エピファニーとセレンディピティ

夢とならんで脳を超える可能性をうかがわせるものに、エピファニーがある。

エピファニー（epiphany）は本来、ベツレヘムに誕生した救世主イエスを異邦人が訪れた一月六日を祝う公現祭（顕現祭）を意味するらしい。この「救世主の顕現」が転じて「本質の突然の顕現」あるいは「直感的な事実把握」と訳されるようになり、「ある日突然何かが目の前に現れて、それによって物事の様相が一変してしまう[9]」ことを指す言葉になった。

エピファニーは、しばしば科学の発見においてもみられた。たとえば、フランスの数学者アンリ・ポアンカレは、フックス関数を提案した時、ほかに類似の関数がないことを証明しようとして何日も悪戦苦闘を続けていた。ある夜、データフックス級数という新しいアイデアで証明できそうなことに気づくが、多忙に紛れてそのままになっていた。そんな時、彼は住んでいた都市カンを離れて、鉱業学校後援の——ポアンカレは鉱業高校で講議をもっていた——地質旅行でクータンスを訪れる。その地で乗合馬車に乗るためステップに足をかけた時、フックス関数を定義するために用いた変換が、非ユークリッド幾何学の変換と同等であるという考えが突然浮かんだのだ。直後、馬車のなかで乗り合わせた客と会話を始めてしまった彼は、それを検証することができなかった。その後、ポアンカレはモン・ヴァレリアンで兵役に従事し、この問題を考えることもなく時間が過ぎたが、ある日大通りを横断している時すべてが蘇り、最後の難関を突破する方法がひらめいた。彼は兵役を終えるとすぐ論文執筆にとりかかり、フックス関数の証明を完成させたという。[10]

オランダ船の船医だったロベルト・マイヤーは、東ジャワで採取した船員の血液が、寒い地域で採血した時より赤いことに気づき、熱帯では寒冷地に比べて体温維持に必要な酸素量が少なくて済むからではないかと考えた。それ以降、熱と運動の関係について考え続けていたところ、一八四〇年にインドネシアのスラバヤに停泊中の船内で、突如「エネルギー保存の法則」を思いついたのだ。[11]

また、中井久夫は、唐招提寺から薬師寺に向かって歩いていた時、脳裏に仁王像が浮かび、当時読んでいた湯川秀樹とアンリ・ラボリの理論と結びついて、「臨界期」――発症期と寛解期に一致した双極性のエネルギーピークが、仁王の阿形と吽形によりイメージされた――を思いついたという。[12]

ポアンカレは、自分の啓示は無意識下で思索がずっと継続していた結果だと述べた。パスツールの「幸運は構えある心にのみ訪れる（不断の努力なしに発見はない）」という言葉も有名ではないか。彼らにしてみれば、こうした啓示的着想は、あくまで個人の熟考内に閉じた幸運――セレンディピティ――でしかないというわけだ。

一方のユングは、これらが集合的無意識――個人の体験を超えた先天的な深層意識――からくるものであるとした。ノーベル物理学賞を受賞したヴォルフガング・パウリも、啓示は元型（archetype）――人類全体に共通する普遍的イメージ――からくると述べている。[13] 似ているように思える天啓ではあるけれど、セレンディピティは個人の体験内で完結するような因果律（時間的前後関係）から発生し、エピファニーは個人を超えて非因果的（縁起論的・共時的）に生じるものと整理できそうだ。さらにユングは、非因果的な現象を意識内部に限定せず、因果的には無関係な出来事が「意味ある偶然」として外界で生じることを共時性（セレンディピティ）と呼んだ。

無意識と東洋哲学的な縁起論の関連を解くカギはシャーマニズムにあるに違いないと直観した私は、二〇一七年七月、ユタを調査するため宮古島と沖縄を訪れた（石原孝二代表「科学哲学研究班」文科省科研費）。現地に赴いてみて驚いたのは、彼女らが自在にエピファニーを起こすように見えたことだ。ただ、彼女らは生まれながらにそうした能力をもっていたわけではなく、カミダーリを経験してからだと述べた。彼女ら自身はカミダーリの体験を、まるでパソコンがOSを書き換えて新しい機能を獲得するためにクラッシュしたかのような、意義ある出来事として語ってくれた。

墓参り

私個人は、宗教的な発想や敬虔な信仰生活とは無縁の人間である。だから、自分が経験した非因果的な光景を、あくまで科学者としてここで語ってみたい。

二〇一六年五月二日のこと。妻がこの日から一泊で医大同期の女子会に参加すると言って娘を連れて那須へ出かけたため、一人自宅で留守番を余儀なくされた。一人の時間をもて余しながら家にいるのも無駄に思えて、研究室へきて科研費の報告書を書いていた。しかし、なぜかふと墓参りをしようと思いついて、研究室を出ると京王線に飛び乗った。

いつもそうしているように、山手線を池袋駅で降りると雑司ヶ谷霊園まで歩いた。かつては、すでに亡くなった叔母に連れられてこの道を歩いたので、一人で歩くのは初めてである。霊園につくと、茶屋で桶と柄杓と箒を借りる。糸川家の墓へ着くと、父がしていたように草取りをしてから箒であたりを掃いて墓石を水で清め、墓前で手を合わせた。五月の暖かな木漏れ日を閉じたまぶたを通して心地よく感じる。春を告げるヒバリのさえずりが聞くともなしに耳に届いた。すると、なぜだろう。私自身が二三歳になる私の長男であるような気がするのだ。戸惑ったのもつかの間、次の瞬間には私が昨年亡くなったばかりの父であるような気がするではないか。しばらく、手を合わせたまま目を開けて墓石の糸川家という文字をぼんやりと眺めた。少し考えてみれば、この墓石の前で何代もの長男が手を合わせてきたわけで、時空を超えた自画像が表層意識とそれ以下を行ったり来たりしたのかもしれない。

墓参りを終えると、なぜかいつもは戻るはずの池袋へ向かわず、雑司ヶ谷から都電に乗ると一駅となりの鬼子母神前駅で下車した。二〇年ほど前に妻の転勤で目白に住んだことがあり、よく叔母が二歳の長男をみにきてくれていたことを思い出した。叔母は長男とひとしきり遊ぶと私たちのマンションを出て、そのまま鬼子母神を通って雑司ヶ谷へ墓参りしていた。と思い出しながら、驚いた。やれやれ、と声に出してみる。なぜなら、今日五月二日は、叔母の祥月命日だったからだ。

頭をかきながら鬼子母神の樹齢四〇〇年と伝えられたケヤキ並木を歩いていたら、大きなゴールデンレトリバーを連れた老人と出会う。観光客らしき若い女性たちがイヌの頭をなでていた。昨年亡くなった叔父が、そういえばレトリバーを二代飼っていたことを思い出した。朝晩と犬の散歩を欠かさなかった叔父は東洋大を出てから企業へ就職したが、健康を害して会社を辞めると自宅で洋菓子店を開いた。私たちが住んだ目白のマンションは、そういえば東洋大で叔父の後輩だった方が経営していたので紹介され住処にしたことを思い出した。叔父はよく、犬たちのおかげで健康が保てていると言っていたっけ。

少し歩くと、「学問所」という珍しい表札のかかった立派な門がある。普通の民家だが、ふと気がつけば庭先に立った男性が手招きをしている。なかに仏像があるから拝んでいかれませんかと言う。自分の足もとをしばらく見つめてからその男性の知的な笑顔を見直すと、庭へ立ち入り縁側から座敷へ上がった。見れば大正造りの日本家屋の床の間に、真新しい白木の仏像が三体飾られている。私は引き込まれるように仏前の畳に正座すると、仏像に手を合わせた。庭から再びひばりのさえずる声が聞こえていた。拝み終えてから何の仏像か聞くと、式年遷宮の建築で使われたヒノキを削って作ったものだという。差し上げましょうと渡された仏師の名刺に「米澤侊力」と書いてある。

学問所は男性の実家だそうで、彼は関哲之という東洋大学出身の哲学者だった。そこへ、縁側から老人が上がってきた。生化学者だったというその老人は、関先生と心について議論を始めた。一〇分ほどぼんやりと彼らの議論を聞いていたら、縁側から目白の内科医だという関谷先生が上がってきて議論に加わった。私はどなたも初対面だったので、挨拶をして名刺を交換した。

当時たまたま鈴木大拙の『日本的霊性』を読んでいて、鎌倉時代に禅と浄土宗が完成する過程を勉強している最中だった。彼らの議論がよく理解できたので、もしやと思って関先生にご専門をお尋ねした。すると、「鎌倉時代の禅と浄土宗」を研究しているという。お茶とお煎餅をふるまわれて、見ず知らずの四人が心について議論を始めた。

ふと、子猫の鳴き声に気づいた。見ると、関先生が子猫を入れたダンボール箱を縁側から座敷へ運んでいた。留守中に仏間に迷い込んでいた猫を拾ったばかりだという。生後一〇日くらいというから、まだ目は見えないのかもしれない。元気がないのでミルクをあげているのか聞くと、幼児用ミルクをスポイトであげたが飲みたがらないという。私は、ヒトと猫では乳糖の分解酵素が違うから、ヒトの乳ではだめだと告げた。しばらく、関谷先生と私でスポイトを口に含ませようとしたが、猫は顔を背けるようにしてスポイトを避ける。すると、関谷先生が水なら飲むかもしれないと言うので、関先生が水を持ってきた。私はそれを受け取ってスポイトに吸ってから猫の口へ添えた。子猫はうまそうに水を飲むと、か細くニャーと鳴いた。

そろそろ科研費の報告書に戻らねばと思い、私はその場を辞して帰ることにした。帰り際、関先生が私に聞いた。猫はどうしたらよいのでしょうか。私は答えた。

「このままだと四八時間以内に子猫は死にます。この猫の因縁で、今日は見ず知らずの四人が集められました。今すぐ猫用のミルクを買ってきて、飲ませるとよいでしょう。この猫を救うことが、ここにいる四人の人間にとって、弥陀の慈悲にかなうからです」

＊

この章では、意識の過程を解体し、私たちがふだん当然のこととして疑ったこともない本質について考えてみた。

第2部　精神医学とは何だろうか

第5章　脳でない心——心の病は医療化できるか

神が作りたもうた世界

いつ頃からだろう。形のないものに惹かれるようになったのは。

科学者だから、そして分子生物学者だからこそ、見えないものを形ある姿に置き換えてきたはずではなかったのか。

そもそも科学は、見えないものを「ある」と仮定するところから研究が始まる。たとえば、万有引力が見えたことはないし、見た人もいない。でも「ある」と仮定すれば精密な軌道計算が可能となり、火星まで探査機を届けて、二年もかけて地球へ戻ってくることができるではないか。もっとも、アイザック・ニュートンが当時考えた万有引力は、現在私たちが素朴に信じる機械論的力学ではなく、物理的からくりや物質的要素を超えた荘厳華麗な神の御業だった[1][2]。

一七世紀当時、惑星は磁石のように磁力をもっていると考えられ、惑星同士が引かれ合うのは磁力のせいだとされた。ヨハネス・ケプラーは、この磁力と遠心力が絶妙にバランスをとることで、惑星が美しい楕円軌道を描くと考えた。ただし彼は、惑星が太陽の周りを回る運動——すなわち公転は、太陽から瞬時にして伝えられる「運動霊」によってもたらされるとした。公転は太陽を焦点とする楕円軌道を描き（ケプラーの第一法則）、惑星と太陽を結ぶ線分が描く単位時間あたりの面積は一定であり（同第二法則）、公転周期の二乗が軌道の長半径の三乗に比例する（同第三法則）ことを発見したあの偉大なる科学者ケプラーが「運動霊」とは、いったいどうしてしまったというのだろうか。

一方、ガリレオ・ガリレイとルネ・デカルトは大丈夫そうだ。なぜなら、彼らは天体間の磁力も認めなければ、太陽の運動霊も肯定しなかったからだ。彼らは、何ら仲介物なく瞬時に遠隔力を発揮する怪しげな力を認めず、すべての部分は接触し合って力を伝えるという機械論的機構——宇宙空間はエーテルに満ちている——を採用した。エーテル。これも、見えないものを「ある」と仮定して、惑星が引き合う力の伝導を説明した一例である。実はニュートンは、ガリレオたちの機械論的宇宙にケプラーの信じた怪しげな引力（磁力）を合体させ、それらを数学的に記述することでニュートン力学の体系を築いたのだ。[(1)(2)]

瞬時にして遠隔地に伝わる不思議な力を、魔術的に信仰するニュートンやケプラー。ところがだ。いっけん怪しげには見えない機械論的宇宙観を唱えたガリレオとデカルトにおいてさえも、精巧にこの宇宙のからくり仕掛けを創造した神の存在を熱烈に信奉していたのだ。いずれの立場をとるにせよ、当時の科学者たちのサイエンスは、神の存在証明を賭けた単一で合理的な美しい構造を理解することにほかならなかった。

近代物理学の創成期とは、我々が中学校で習った偉大なる科学者像と、なんとかけ離れた人々によって形作られていたのだろうか。現代の日本人のほうがよほど、素朴な機械論的唯物主義を徹底してはいないだろうか。

心があるとして

四半世紀前、医師免許を得て二年目を迎えると、私は実験室へ出入りし始めた。東北の単科精神病院の常勤医として平日は診療に従事し、木曜の夜になると、週末を過ごす埼玉の自宅へ向かう常磐線を途中下車して地方大学の基礎研究室に泊まり込み、実験を習った。一年目は臨床も基礎研究も必死だったから、病棟で過ごす週の前半四日と、実験室で過ごす後半二日の落差を吟味する余裕などなかった。しかし一年が過ぎようとした頃から、週のなかばで基礎医学と臨床医学が回り舞台のように展開する、この眩暈にも似た感覚を楽しめるようになった。見えないものを、見えるものに。

さて、心である。心も見えないし、見た人はいないはずだ。空腹を感じた時、その人の頭上に湯気を立てたラーメンが浮かぶ漫画を見たことがある。もし実際にそんなものが見えたら、霊視だといぶかしがられるか、逆に崇め奉られるのか。さもなくば、レビー小体型認知症でも疑われるのかもしれない。でも、心があると仮定すると、たとえばいつも慇懃無礼な上司が突然物腰柔らかに振る舞った時、さては何か頼みごとでもあるなと予測して、来たるべき事態を警戒することができる。

あるいは、殺人事件が発生したとして。機械論的唯物主義で記述すれば、「二五歳の男性が握った刃渡り七cmの果物ナイフが、秒速四〇cmで二二歳の女性の左胸部の胸鎖中線上第三肋間に四cm刺入された」となる。男がナイフを握ってから女性の心臓に到達するまでの切っ先の軌道は、おそらく二次関数で記述できるはずだ。秒速から到達時間も計算可能だし、四cm刺入にかかる荷重エネルギーだって重さと速さの二乗の積として算出できる。さすが、機械論的物理学だ。

ところがだ、物理学では法学的処分は決定できない。なぜなら、計算式では量刑を決められないからだ。それならば、この機械論的記述に心の存在を仮定してみよう。すると、「殺意がなければ三年以上の有期懲役だが、殺意があったと認定されれば死刑又は無期若しくは五年以上の懲役」と決められるではないか。まさか、二次関数の定数が四・二七五未満だと懲役三年で、それを超えると死刑、とは決めないだろう。

さて、私が週なかばで病棟と実験室を行き来していた頃に話を戻そう。私があの頃素朴に考えた「心」とは、脳にほかならなかった。そこ以外に心があるはずがない。脳以外の心だなんて、そんなのはオカルトだと考えていた。たとえば、画鋲を踏んで激しい痛みを足に感じるのは、いつか。足底皮下の自由神経終末が画鋲に触れたとたん発生した電気的シグナルが、脊髄を上昇し視床を介して大脳皮質に到達した瞬間こそその時である。

大脳皮質の中心後回では、身体各部からの信号を受ける場所が決まっている。カナダの脳外科医ワイルダー・ペンフィールドはその場所を特定し、精緻な体表図形を完成させた（図5－1）。てんかん患者の痙攣焦点を切除する脳外科手術は、当時は局所麻酔下で行われた。切除術による機能障

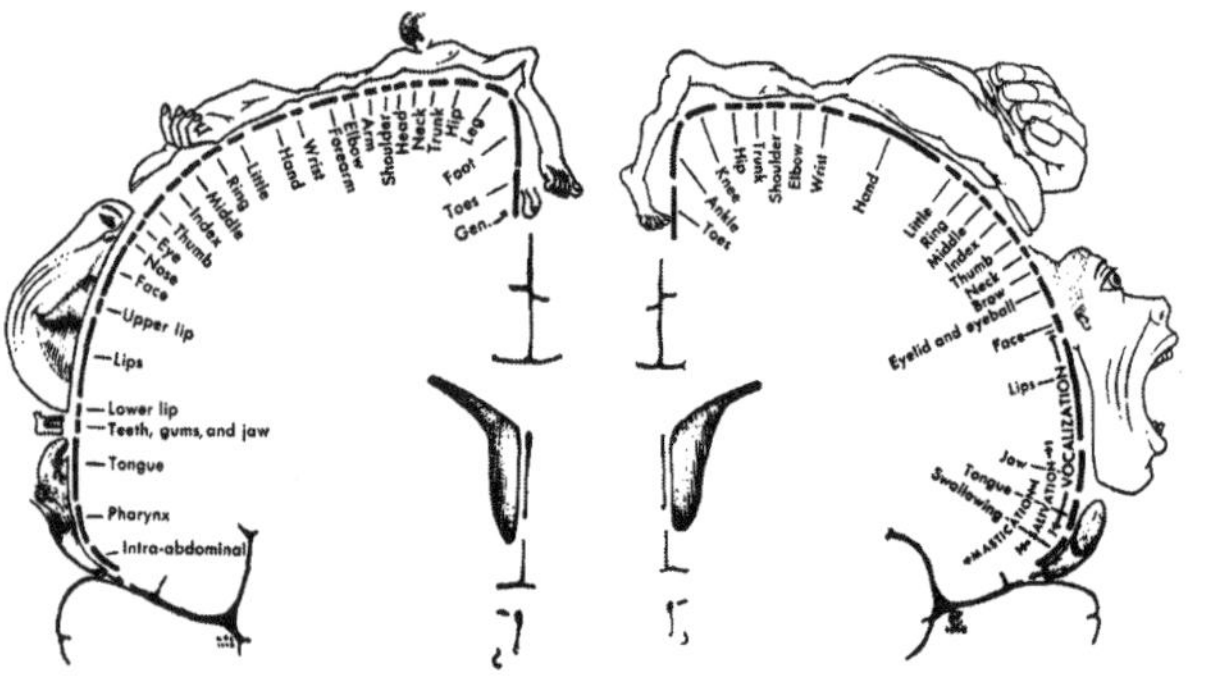

図5-1　ペンフィールドのホムンクルス（文献3）

害を避けるため電極で焦点近傍を刺激して、患者にどこを触れられたと感じたか答えさせたのだ。当直明けの実験室で、ペンフィールドのホムンクルス——ラテン語の小人——を見た時、私はこれだと思った。精神疾患の解明とはこういうものに違いないと。見えないものを、見えるものに。

たとえば、ある種の幻聴はドーパミンD2受容体に還元できる。なぜならば、抗精神病薬でD2受容体を遮断すると幻聴が消えるからだ。抑うつ気分の一部は、セロトニン神経で説明できる。なぜならば、抗うつ薬でシナプス間隙のセロトニン濃度を上げると抑うつ気分が解消されるから。こうやって、焦燥感はノルアドレナリン神経、不安はGABA受容体というように、精神症状を脳のそれぞれのパーツへ局在化していけば、やがて精神疾患は脳の状態にすべて置き換えられるはずだと考えていた。

医療化になじまないもの

こういった脳局在論的な疾病観は、精神障害の医療化が前提となる。医療化とは、個人の不調を当人の生理学的状態に原因づけ、不調を原因に基づいて診断し治療の対象とすることだ。

原因は、その人のなかにある。たとえば、肺結核は結核菌の感染が原因であり、抗生物質のストマイ・アイナー・リファンピシンを投与することによって治療できる。胃がんは、胃粘膜上皮細胞の悪性増殖が原因であり、外科手術による病巣摘出によって治療される。この医療化のプロセスを精神障害に当てはめることで、統合失調症はドーパミン神経系の過活動が原因であるという文脈に正当性が出てくるわけだ。その結果、「ドーパミン受容体遮断薬によって脳の過活動を鎮静する」ことが治療となる。幻聴という見えないものを、受容体という見えるものに。

ところが、精神障害には医療化に馴染まない部分が含まれる。たとえば、過重労働の末、「不眠、食欲不振、抑うつ気分、希死念慮」を生じた会社員が精神科の外来に連れてこられたとする。医療化の枠組みで考えるなら、原因は目の前の患者のなかにあるはずだと発想する。すると、患者の生理学的状態――シナプス間隙のセロトニン濃度の低下――が発見できるので、抗うつ薬でシナプスのセロトニン濃度を上げる治療を行う。

しかし、ちょっと待ってほしい。この場合、患者の不調の原因は、本当に本人の生理学的状態なのだろうか。いや、そんなはずはない。生理的状態は結果であって、原因は会社で乱発された過重労働命令のはずだ。なぜなら、過重労働と抑うつとの間に因果関係――過重労働から解放されると抑うつ状態がなくなる――が成立するからだ。「体験と因果関係」のある精神症状は、体験が原因で精神症状は結果なのだ。精神症状には、脳が原因の場合と、脳は結果でしかない場合がある。神経科学は見えないものを見えるものへ置き換えてきたが、見えるものと見えないものとの関係が「相関関係」である場合と、「因果関係」である場合とを、慎重に吟味する必要がある。

人を車で轢いてしまったかもしれないという体験と、私の抑うつ——シナプス間隙のセロトニン濃度の低下——には因果関係があった。[※1]なぜなら、轢いていないと知らされたとたんに、抑うつが消失したからだ。ところが、マネキンと知らされてもなおいっこうに晴れない、体験と因果関係がない抑うつ（内因性精神病）は、セロトニンの減少との間に因果関係が成立する。なぜなら、抗うつ薬でセロトニン濃度を高めれば抑うつが改善するからだ。

つまり、「体験」と因果関係がある精神症状（病気ではない）と、「脳」と因果関係がある精神症状（病気である）が存在する。言い換えれば、見えないもの（心）には、見えるもの（脳）に置き換えられるものと、置き換えられないものがあるのだ。

心の共鳴

聞き手である精神科医は、患者さんとまったく同じ体験をしたわけでもないのに、話し手である患者さんの心、その心の動きが「よくわかる」という。そして患者さんは、私にそれが伝わったことを知ると「少し気持ちが楽になった」という。二つの心が共鳴すること、人と相対して言葉を交わす時、映画や小説の主人公に心を寄せる時にも同じように働く、心だけが持つ特質、心を脳に置き換えたとたん視野に入らなくなる側面である。

（古茶大樹氏の私信より、一部改変）

電子カルテが導入されてから、患者さんの評判がめっぽう悪い。先生がパソコンと向き合って、ちっともこちらを見ようとしない。あるいは、先生は診察場面で一度も自分に触れようとしなかった、など。

これには、いくつかの要因が重なっている。実は、日本における人口一〇〇〇人当たりの医師数は、OECD加盟三七ヵ国中で三三位なのだ。この事実は当然、日本の勤務医の労働時間が欧米と比較して突出して長いというデータと符合する。[※2] 混雑する病院外来では、とにかく数をさばかなければ立ちゆかないという弊害を形成してしまっている。

もう一つ、精密な画像データ、正確な血液生化学のバイオマーカーにより、病態が手にとるようにわかるようになったという事情もある。まさに、見えなかったものが、見えるような時代になったのだ。ここにも、人間を「たんぱく質で形成された精密なからくり」とみる、機械論的唯物主義が影響しているのかもしれない。あらゆるデータが関数で表記可能であり、火星探査機がたどる二

※1　第1章で、夜道で自動車を運転する私がゴトンと何かに乗り上げた場面を思考実験した。人を轢いたと思って激しい抑うつにみまわれたが、到着した救急隊から私が轢いたものがマネキンだったことを知らされると、とたんに抑うつが消失した。

※2　二〇一七年のOECD dataによる。オーストラリア、フランス、ドイツ、ギリシャ、イタリア、スペイン、イギリス、日本の男性勤務医で週間労働時間が六〇時間を超えるのは日本のみである。女性勤務医でも四四歳以下で六〇時間を超えるのは日本のみである。

年後の軌道のごとく患者の経過も予想できる。少ない医師で科学技術を駆使すれば、患者に触れたり向き合ったりする時間を節約して数をさばくという事情が理解できそうである。患者さんの悪評は、からくりとして効率よく修理されたことへの不満とも言い換えられる。

認知症の科学は、神経科学で最もめざましい発展を遂げた分野といえる。本来、水に溶け込んで生理機能を発揮するはずのたんぱく質が、加齢とともに水に溶けにくい性質に変化し、それらが神経細胞に溜まったことが細胞死をもたらし、認知機能が低下する。一五年前、認知症研究のトップを走る同僚から、たんぱく質がリン酸化されて蓄積する過程を示した鮮やかなデータを見せられた時、思わず「溜まる病気はいいね」と語りかけたことがあった。まさに、見えなかったものが見えるようになっているからだ。統合失調症やうつ病を研究しても、認知症ほど明解なものはいっこうに見えてこない。

認知症では、徘徊、せん妄、ものとられ妄想を周辺症状と呼び、介護を難しくする症状として解明が急がれている。東京都と沖縄県南城市で、同時期に高齢者の調査が行われたことがある。両地域とも高齢者の四％で認知症が認められ、発症頻度に差はみられなかった。ところが、東京では過半数の認知症患者に周辺症状が認められたのに、沖縄では七〇八人中一名にしかみられなかったのである。(4)

食生活や気候など、いくつもの違いを考察しなければならないが、興味深いヒントが沖縄地方の方言にある。(5)沖縄の敬語には、高齢者に対してしか使用されないものがある。たとえば、「それをとってくれ」と言う時、相手が年下の場合は「とれ」、目上の人には「とみそーれ」、高齢者には

「とてくみそーれ」となる。かつて、自分から高齢者に向かってしか使用したことがない敬語が、ある年齢になると自分に向けて周囲から使われる場面を想像してみてほしい。

認知症の基本には不安がある。自分がどこにいるのか、何をしようとしていたのか、誰なのかがわからない不安。そんな時、周囲から敬意をもって接される。敬意は、見えない。見えるものに置き換えることもできない。

尊厳というたんぱく質はない。尊厳とは、若者が高齢者をかけがえのない存在として丁寧に大切に遇した時、遇された高齢者と遇した若者との間に発生する共鳴現象である。からくり細工の修理で、共鳴は生じないのだ。あるいは、自尊心という化学反応もない。

心を込める。気持ちを汲む。心を寄せる。これらは、どこまでも見えることがない——すなわち脳に局在化できない——心の在り方なのだ。

*

この章では、仮に心が脳に宿るとしても、脳の医療がそのまま精神科医療にはならないことについて考えた。脳の部品を組み上げていってもたどり着けない心の存在について、次の章では触れてみたい。

第6章　近代科学の死角——客観と主観の二分構造

ふたつの理由から、私はこの決闘には反対だ。ひとつはこの決闘で私があなたを傷つけるかもしれないから。もうひとつはあなたが私を傷つけるかもしれないからだ。あなたの体に弾で穴をあけたとして、なにか良いことがあるだろうか。あなたが死んでも、私はあなたを利用できない。ウサギや七面鳥なら、ずいぶん役にも立つだろうに。私について言えば、のこのこと自分が傷つけられるところに出ていくよりも、賢くそれを避けようとするだろう。あなたが私を撃とうとしているのが、よくわかるからだ。

——カーケワクォナビー首長（オブジワ族）[1]

世界の見え方

小学生の頃の教室に、想いを馳せることがある。その光景には必ずといってよいほど、ヤマト糊とランドセルの革の香りが入り混じって立ち込めた。子どもの腕力ではありったけの力を込めなければいかなかった、教室の片隅でほんの少しだけ歪んでいたスチールロッカー。そこにはいつも雑巾に染み込んだ牛乳の饐《す》えた臭いが漂った。あの頃の記憶のなかの、詰襟姿の中学生たち。それははるか未来を臨む頼もしき巨人であり、大学生ともなれば社会人と区別がつかない遠い存在だったように感じる。

そういえば、箪笥や冷蔵庫の上の段を開ける時、まず踏み台を引きずってきたものだ。遠足で訪れた上野動物園を想い返せば、インド象の肛門が見上げる高さにあり、零れ落ちる大きな糞が動物臭とある種の重みさえ伴ってよみがえる。地上一〇〇cm前後から見渡した世界。そこは大きくせり立った家具に囲まれた、ささやかだけれども安心感に満ちた峡谷だった。

世界がどう見えたか。それには視線の高さが物理的に影響しなかったはずはないだろう。もちろん、中枢神経系の成熟過程だってそれと無関係であるはずがない。なぜなら、まだ成長過程にある脳は、成人の完成された脳が行う情報処理段階に到達していないからだ。子どもの未成熟な脳と、大人の完成された脳が見た世界。たとえば、網膜から伸びた視神経は脳の奥深く、視床の外側膝状体（lateral geniculate nucleus）で次の神経——シナプスという神経の継ぎ目——へバトンタッチされ、後頭葉の一次視覚領野に到達する。外側膝状体で渡されるバトンの数、言い換えればシナプスの数は、新生児の頃が最大で、以後、「シナプスの刈り込み」と呼ばれる淘汰が働いて、一〇歳くらいまで減り続ける。使用頻度の高いシナプスは残り、使われないシナプスは消えていく[2][3][4]。つまり、より少ないシナプスに中継点を集約することで情報処理の無駄をつぶしているのだ。だから、成人脳なら最小限のバトンを使って最短時間で伝達される視覚情報も、幼い頃はずいぶんと無駄をして遠回りに一次視覚領野までたどりついていたことになる。

三〇年ぶりに訪れた小学校で、椅子が思いのほか小さく見えて、廊下に立った自分をガリバーのような巨体に感じて眩暈を覚えたのは、現在の視点が子ども時代のそれより高いところにあるからに違いない。しかし、記憶のなかの風景が、たとえばセピアといった色あいにたとえられるようにわずかにくすんで映るのは、成人より非効率な情報処理で視覚信号が知覚されたからではないだろうか。

世界の感じ方

こうした情報処理効率の年齢的落差は、視覚だけに限らないのかもしれない。たとえば、イカの葱ぬたを頬張った時に感じる渋味や、サザエの味噌和えの微妙な苦味に「舌鼓を打つ」ためには、味覚中枢に緻密な情報解析能が備わっている必要がある。子どもがカレーライスやハンバーグのような際立った味覚を嗜好するのは、未熟な孤束核（solitary nucleus）――舌咽神経からバトンを受ける視床のシナプス群――で行われる、刈り込まれる前の無駄なシナプスによる非効率な情報処理では、葱ぬたやサザエの繊細な風味を識別できないからではないだろうか。

さて、ここまで個人史の時間軸をたどりながら、世界の見え方が違っていることについて考えてきた。つまり、人生を縦断的に振り返ってみたら、知覚世界が変転していたというわけだ。他方、横断的に――同じ瞬間、同じものについての自分と隣人の――見える世界もまた、異なって知覚さ

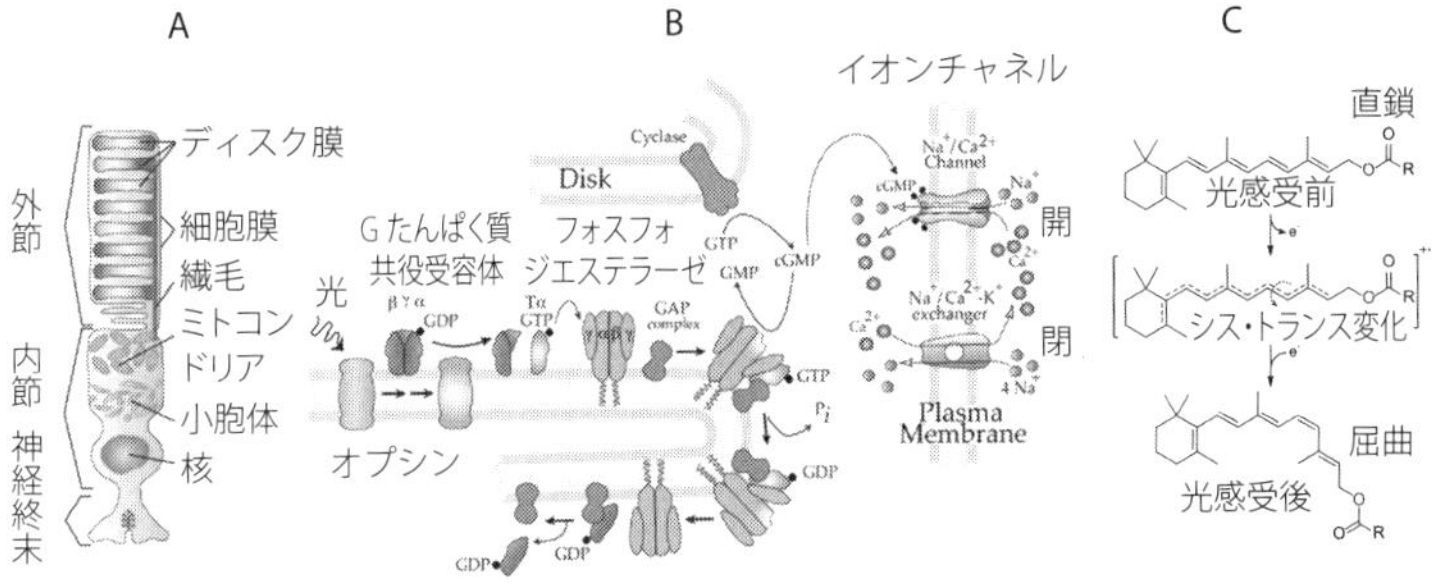

A：視細胞の桿体。錐体細胞も各部は類似しているが、形状や膜構造について固有の違いがある。
B：視物質が光を感受し、Gたんぱく質共役受容体の変形を経て、フォスフォジエステラーゼからチャネル開閉までの「からくり」連鎖反応を示す。
C：ビタミンAの構造変化。光感受前後で、二重結合がシス・トランス変化することで直鎖構造が屈曲構造に変形する。

図6-1　視細胞と視物質（文献5、6を改変）

れているのかもしれないのだ。

たとえば、網膜には光刺激を電気シグナルに変換する視細胞がある（図6‐1A）。視細胞は、オプシンというたんぱく質がビタミンAと共有結合した視物質――からくりドミノの一枚目――を貯蔵している（図6‐1B）。光が視物質に当たるとビタミンAは立体構造が変化し、オプシンとの共有結合が外れる（図6‐1C）。ビタミンAが外れるとオプシン自体も構造が変形し、そのためオプシンと結合していたGたんぱく質まで活性化されて、以下ドミノのようにサイクリックGMP～フォスフォジエステラーゼと連鎖反応が進んだ結果、視細胞膜にあるチャネルが開閉される[5][6]。このチャネルの開閉により視細胞内にイオンが流入し、視細胞膜の内外で電位差が生じて、イオン電流が発生する。このイオン電流が視神経を伝わって後頭葉の一次視覚領野まで届けられると、視覚が完成する。デカルトが考えた通り、まさに「風が吹けば桶屋が儲かる」のような〝からくり仕掛け〟が働いて、私たちにはリンゴは赤く見え、空はあくまでも青く見えるわけだ。

さて、問題は同じリンゴを見ている隣人が、自分と違った色を感じているかもしれないことである。ヒトには二種類の視細胞がある。一つは暗い光に反応する桿体、もう一つは明るい光に反応する錐体で、どちらも視物質をたっぷり蓄えている。さらに、錐体細胞は三種類あって、それぞれが赤・青・緑の三原色の光波長に特異的に反応することで、すべての色彩を知覚し分けている。赤い波長を吸収する錐体細胞のオプシンには遺伝子多型——DNA配列の個人差——があり、全長三五〇アミノ酸の一八〇番目がセリンだと、最大吸収波長がより赤みの強い五五七nm（ナノメートル：10^{-9}m）で反応する。他方、アラニンだと最大吸収波長がより橙色がかった五五二nmで反応する。[7][8]つまり、セリン型のオプシンをもつ人とアラニン型のそれをもつ人とでは、見ている世界の赤味具合が異なるというわけだ。

茶運び人形

外側膝状体のシナプスや網膜のオプシンなどいわば脳の部品や、身長が一〇〇cmか一七〇cmかといったハードウェアのありようから、世界の見え方についてここまで考えてきた。実は、ハードのみならずソフトウェアも、見え方の差には大きく貢献している。

たとえば、新雪が深く積もったゲレンデで青いスキーゴーグルをしている場面を想像してみてほしい。雲一つない冬空は、吸い込まれそうなくらいの青色に輝いている。ゴーグル越しに見た樹氷はまぶしくて、思わず目を細めたくなるほどだ。風もない冬の晴天は暖かく、少し滑走するだけで汗ばんでしまう。青いゴーグル越しに見た白銀の世界。やや青みを帯びた世界は数分も経てば青みが薄れ、新雪はあくまで純白にしか感じられなくなる。さて、ここで青いゴーグルを外して額の汗を拭ってみよう。すると思わぬことが起きた。ゴーグルなしで見たゲレンデが、一瞬オレンジに染まって見えるではないか。読者の諸氏も、こんな経験をされたことはないだろうか。これは補色残効（complementary afterimage）と呼ばれる現象で、同じ色を見続けた後その色刺激を失うと、色刺激の反対色――補色が強く知覚されることを指す[9]。

補色残効のメカニズムにはいくつかの仮説がある。ここでは、色を感知する錐体細胞の順応（acclimatization）という現象を用いて説明してみよう。錐体細胞は同じ刺激が続くと反応が低下――順応――するため、三原色に対応する錐体細胞のうち補色関係にあるそれへの入力が相対的に強まる。なぜなら、互いに反対色の関係にある三原色に対応した三つの錐体細胞それぞれからの入力のブレンド具合で、すべての色彩に対応しているからだ。たとえば、東軍と西軍で綱引きをしている時、こっそり子どもが親の袖を引いて東軍に少しだけ楽をさせている場面を想像してみてほしい。綱引きは均衡してなかなか勝負がつかずにいる。ここで突如、子どもが手を離したらどうなるだろう。一気に西軍側に綱は持っていかれるではないか。青感受性の錐体細胞が順応している時、青色刺激を突然外されたら、補色の赤色感受性の錐体細胞の反応が西軍よろしく一気に勝ってしまうというわけだ。

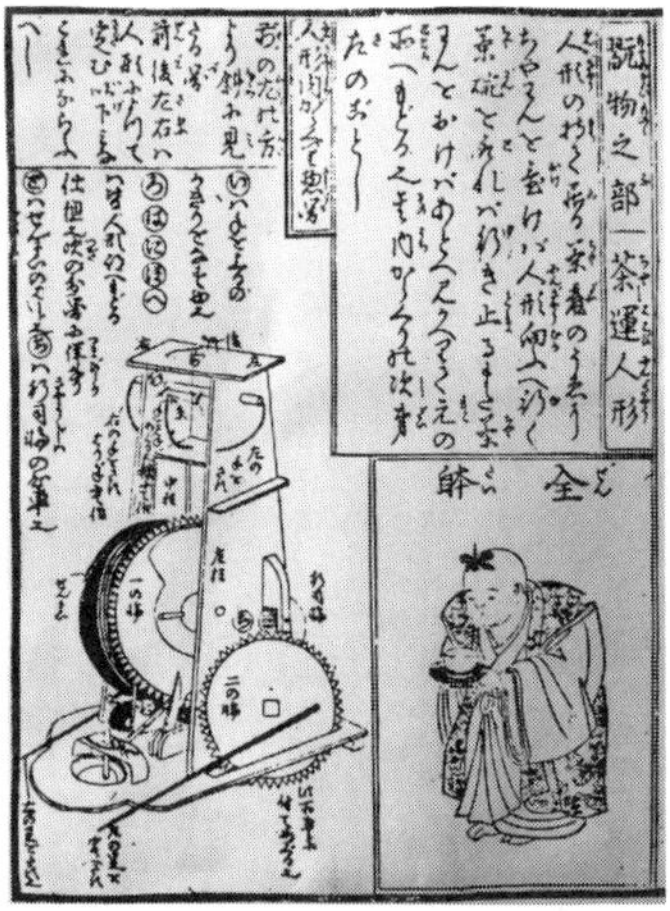

図6-2　細川半蔵「機巧図彙」（1796年）（文献10）

手術中に出血した患部を長く見る外科医は、赤の補色である緑の補色残効を起こしやすい。手術着や術野を覆う布が緑なのは、補色残効を打ち消す意味がある。術野を覆う布や手術着が白色だと、患部から目を上げるたびに白地の布の表面に緑のシミが残効としてちらつくからだ。

つまり、この瞬間の知覚には直前の経験が影響している。脳の横断的——今、ここ——な一義的状態で知覚は決まらず、そのヒトの縦断的——過去から現在まで——な来歴が知覚内容に影響する。[9]

江戸時代の暦算家、細川頼直が考案した茶運び人形[10]（図6-2）は、現代に再現してみたら実際に客まで茶を運ぶことができた。一九八二年、日本模型（栃木県佐野市）は、プラスチック製の茶運び人形を発売している。再現されたからくり人形はいつも同じ方向に同じ速度で茶を運んだが、ヒトのからくりは直前に運んだ相手が近江商人だった場合と吉原の花魁だった場合とで、次の動きが変わってしまうのだ。

たとえば、ジャンボジェットのコックピットは、操縦室に初めて入った人間にとってはフェティシズムを刺激するだけのおびただしい機器オブジェにしか映らない。ところが、一〇〇〇時間を超える飛行経験をもったベテランのキャプテンが見れば、それぞれの電子機器が航法装置、通信装置、エンジン制御装置というように、意味や経験智を伴って立ち現れる。一〇〇〇時間の飛行経験の有無が見え方を決定的に変えてしまうのだ。子どもの頃見えた世界が大人のそれと異なった風景を構成するのは、視点が一〇〇cmと低かったことや、外側膝状体のシナプス数が多かったことに加え、子どもの来歴と成人のそれが大きく異なることも無関係でなかったはずなのだ。

物理化学的死物観

科学者は、自分の周囲には確固とした揺るぎない物質世界が展開していると考える。そして、我々はこの物質世界を前にした時、感覚器を用いて脳のなかで実物の写しを描いていると解釈する。[11]物質という実物と、知覚という虚像。この二項対立こそ科学的世界観である。

私は今パソコンに向かってこの原稿を書いているが、ディスプレイの前に置かれた青いマグカップが見えている。陶器でできたカップは、入れたてのまだ熱いキリマンジャロブレンドで満たされている。自然光がマグカップに当たると四二〇nmの青い波長のみが反射し、それ以外の波長はマグカップに吸収される。四二〇nmの反射光は透明な私の目の角膜を素通りして網膜へ到達すると、四二〇nmに感受性のある錐体細胞へ吸収されビタミンAの立体構造を変える。以後、オプシンの構造変化からドミノのようなからくり仕掛けを経て、後頭葉の一次視覚領野へイオン電流が到達すると、私には青いマグカップが「見えた」。色のない素粒子で構成されたマグカップという実物と、青く見えるという虚像。

マグカップを手に取ってみると、入れたてのコーヒーで熱せられたカップが温かい。まず、温められたマグカップが私の手の平にある温点と接触すると、ルフィニー小体でイオン電流が発生する。電流がAδ繊維を上行し大脳皮質の体性感覚野へ到達した瞬間に、私はマグカップが「温かい」と感じた。陶器のマグカップという実体と、温かく感じる虚構。

キリマンジャロブレンドの香り分子が、嗅粘膜上皮にある嗅覚受容体に結合すると、イオン電流が発生する。電流が扁桃体を経て海馬まで到達すると、私にはコーヒーの香りが「匂った」。コーヒー豆の粉末粒子という実物と、香りという虚像。

私の周囲に見えるもの、香るもの、温かく感ずるものはすべて、色も香りも温もりもない素粒子から成り立つ実体に対応した感覚器のイオン電流によって、脳の内側に立ち上がった虚構であると考える。ふと顔を上げると、窓ごしに土鳩が東の方角へ飛翔していくのが見える。鳩が飛翔するのは、たんぱく質で形作られた精妙なからくり仕掛けが、それぞれ関数と化学式に従って運動した結果である。科学者の描く世界とは、かように物理化学的な死物観に満ちている。

では、実体としてのマグカップとは、いったいどのようなものだろうか。たとえば、青いという性質は、私の一次視覚領野で受容されたイオン電流に由来するから、マグカップそのものの属性ではないはずだ。試しに赤いサングラスをかけてみると、マグカップは紫に見えるではないか。紫や青は私の脳のなかの映像であって、サングラスをかける前と後でマグカップ自体は何ら変更が加えられていない。したがって、色はマグカップに属する性質であるはずがない。

温かいという感覚もAδ繊維を上行してきたイオン電流に由来するから、マグカップの属性であるはずがない。試しに熱い風呂に手を五分間浸してからマグカップに触れてみると、先ほどは温かく感じたマグカップが冷たく感じるではないか。風呂に手を入れる前と後で、マグカップに何ら細工をしたことはないのだから、温かみとはマグカップに属する性質ではない。

こうして、マグカップから色も温かみも肌ざわりもすべての知覚される性質・虚構を剝ぎとった、無色透明な残りこそがマグカップの実体・実物であるはずだ。……ちょっと待ってもらいたい。無色透明とは、色そのものではないか。では、無色透明さえも剝ぎとったらどうなるだろう。そこには、想念し得るものは何も残らなかった。いったい、これはどうしたことだ。

花鳥風月

つまり、私たちの周囲には色も香りも温もりもない素粒子からなる物理化学的な確固たる死物的実体が存在して、それに対応する虚像が脳のなかに写しとられる、という二分構造そのものに誤りがあったのだ。青く見えるマグカップには青くない実体が存在するのではなく、温かいマグカップには温かくない実像が隠されているわけではなさそうだ。キリマンジャロブレンドの香りのコーヒーに、香らない本当の豆という実体があるわけでもない。その通り。見えるものにはそれと二分できる見えないものなどなく、温かく香るものには、温かくなく香りもない何かがあるわけでもない。二分できない存在が、見えるまま香るままにあってかまわないのだ。華やかな花には、華やかでない何かはない。帰宅すると嬉しそうに私を出迎える四歳のポメラニアン。彼女は見えるままに嬉しいのだ。花鳥風月は感じるままに生きている。決して、死物的実体を情感豊かに錯覚した虚像などではない。

先ほど、赤色錐体の視物質オプシンの一八〇番目のアミノ酸がセリンである場合とアラニンである場合とで赤みの見え方が異なる可能性を述べたばかりだ。しかし、セリン型のヒトは生まれてから一度もアラニンの世界を見たことがない。あなたの見ている世界は本物と若干違うと言われても、その断定の構造そのものが正しいとは考えられない。なぜならば、感覚器官の多型は視覚だけに留まらず、聴覚、触覚、味覚などすべての感覚について存在し得ており、個体ごとの知覚世界はそれぞれ固有の特徴のなかに生きている。見えるものは個人ごとに揺るぎない事実であり、聞こえたものは確固たる現実として知覚されているのだ。精神疾患に罹患した当事者の聞いている幻聴は、私たちにとって幻であるだけで当事者には現実そのものである。激しい迫害に怯える病者にとって、それは幻なのだと突き放すような冷然とした構えくらい絶望的な侵襲はない。古茶大樹氏の述べる〝共鳴現象〟が治療的である所以である。[※1]

倫理意識

私たち現生人類と呼ばれるホモ・サピエンスは、一九～二九万年ほど前に西アフリカで誕生したとされる。ホモ・サピエンスはその後アフリカを出て一〇万年前には中東に達し、五万年前にアジア、四万年前にヨーロッパ、三万年前には日本列島、一万五〇〇〇年前にアメリカ大陸に到達したらしい[12]（図6－3上）。

ミトコンドリア遺伝子やY染色体の多型からみると、アフリカを出てから少しずつ変異を蓄積したらしく、新しい多型が人類の移動に沿って分散していくのがわかる[13]（図6－3下）。五万年前にアジアに到着した人類は、南下して縄文人になり、北上してベーリング海峡を越えた集団は北米の先住民族になった。ゲノムの多型をみると、縄文人と北米先住民はよく似ている。環状集落やアニミズム（精霊信仰）、トーテミズム（動植物崇拝）、シャーマニズムなど自然観や宗教観も共通している。

集団が基本的生存の方向性を規定する意識――集団を滅ぼすような行動を倫理的でないと感ずる――として倫理観が醸成される[14]。ペリーが来航した当時のアメリカ合衆国の人口三〇八万人に対し、日本は三二〇〇万人である[15][16]。米国の二五分の一の国土で米国人口を上回る日本人が身を寄せ合って生きるための戦略として、独特の倫理意識が発達したのだ。江戸時代の思想家、石田梅岩は倹約と正直の大切さを説いたが、大森貝塚の発見者モースや一八二六年に長崎から江戸へ参府したシーボルトの記録にも、日本人の「過大な欲望の制御」「闘争の回避」に感銘を受けたことが記載されている[14]。winner takes all（勝者総取り）が倫理的に許容できる欧米人にとって、敗者には新天地を開拓する生存方法が残されたが、地震・津波・台風をかわしながら狭い島国で生き延びてきた我々にとって、「過大な欲望」と「闘争」くらい大きな危険、罪悪はないと感ずるよう倫理意識が醸成され

※1　前章で古茶大樹氏の私信を引用した。そこでは、当事者を追体験しようと心寄せる医師の態度によって、当事者と医師の間に発生する共鳴現象が精神療法の基本構造であるとされた。

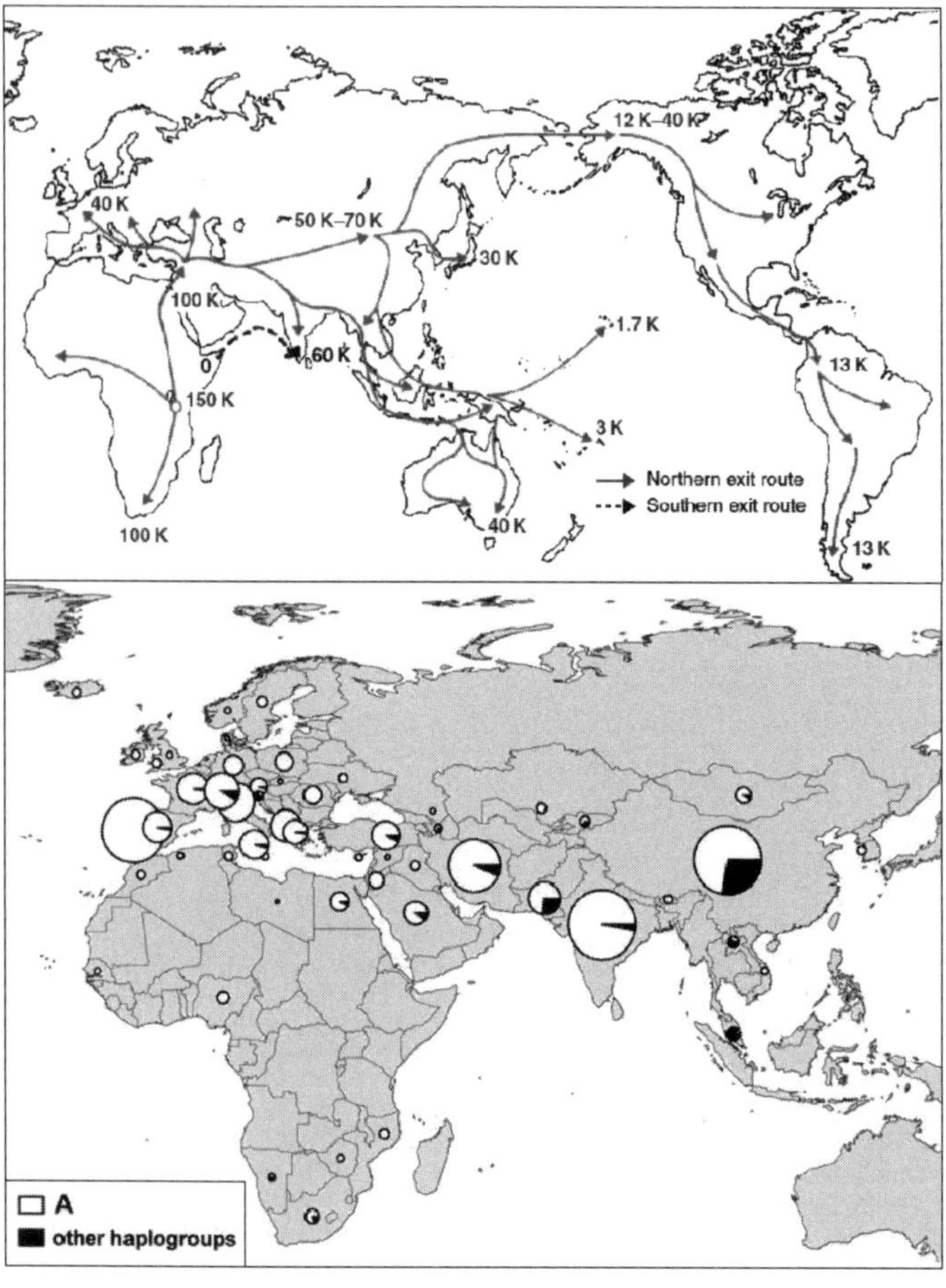

上：アフリカで誕生したホモ・サピエンスがヨーロッパ、アジア、アメリカ大陸へと拡散する様子。Kは1000年を意味し、たとえば40Kは4万年（文献12）。
下：ミトコンドリア遺伝子のＡ多型の人口割合。ヨーロッパからアジア方向へ移動するにつれてＡ以外の新しい多型の割合が増え、東南アジアでは新しい多型の割合がＡ多型と逆転している（文献13）。

図6-3　人類の移動とミトコンドリア遺伝子多形の分布

たのだ。

北米先住民には、動物と人間が兄弟や親子であるといった多くの神話が伝えられている。乱獲を戒め、闘争を回避する生存戦略を共有している点で、私たちは彼らと近い倫理意識をもっているのかもしれない。科学的にみればどちらの民族も精妙なからくり細工のように映るが、倫理的振る舞いの根拠は、すべての部品を素粒子にまで解体しても見つかるはずはない。倫理は、無益な決闘を避ける行為自体に宿っているのだ。

＊

この章では、脳の部品それぞれがもつ精密な機能があらゆる知覚を構成することを眺めた。ところが、心には要素に分解することのできるものと、できないものがある。細部を精緻に組み上げても構成できない全体の一例として、倫理意識を取り上げた。次章では、脳の部品（モノ）としての側面に対比される、心の出来事（コト）としての側面について考えてみよう。

第7章　コトの科学とモノの世界——精神疾患はモノかコトか？

記憶の断章

かすかな切なさを伴って想い起こされるような、心地よい記憶の断片がないだろうか。それらは、大切に反芻されることもあれば、ふとした拍子に何ら脈絡もなく脳裏に蘇ってきたりもする。記憶の風景が背伸びして見上げた眼差しの向こう側に広がることを意識してみると、幼くてまだ小さかった自分にとって、周囲のすべてが高くせり立つ存在だったからだと気づかされる。そうした記憶が呼び覚ますわずかに哀しみを帯びたような懐かしさは、時に、かすかな香りさえ伴っていたりする。夢想の景色のなかでは、まだ若かった父が夕暮れ時に落ち葉を焼いていて、モズの高い鳴き声がする方角を振り向きながら煙のたなびく冬空を見上げていた。幼かった日の記憶の切なさに浸っていると、落ち葉の焼ける匂いさえ、焚き火の温もりとともに脳裏に立ち上がってきたものだ。

そんな記憶の断片で最も古いものの一つに、鳥居の風景がある。おそらく母に手を引かれていたのだろう。小さな神社の石づくりの鳥居を見上げていた。

二〇一五年に父が亡くなったので、私も五歳まで住んだことがある父の家を売却した。不動産屋から買い手が見つかったと連絡が入って、数ヵ月が過ぎたある日の午後のことだった。ふと思い立って父の家があった場所を訪ねてみた。幼い頃の記憶を頼りに街並みをたどって家があったはずの場所へ着いてみると、家はすでに取り壊され、そこにはまだ乾き切らない赤土が広がっていた。

私はあたりを一回り歩いて四方から赤土を眺めると、そっと手を合わせ一礼してから駅へ向かった。駅舎が見えてくるとそちらへは向わずに、なぜか外れた横道へと入った。そしてそこには、小さな神社があったのだ。目の前には忘れもしない、記憶のかなたで母と見上げていた凝灰岩で作られた鳥居が立っていた。

儒学者の勝利

明治維新に伴う神仏判然令以前の日本では、鳥居は神社だけのものではなかったようだ。儒学者の林羅山は著書『本朝神社考』のなかで、こうした神仏習合を批判した。慶長一一（一六〇六）年、羅山はキリスト教修道士の不干斎《ふかんさい》巴鼻庵《ふぁびあん》と論争した。いわゆる「地球論争」である。結果は羅山が巴鼻庵を論破して勝利をおさめるのだが、実は羅山が主張したのは天動説と地球方形説で、論争に負けた巴鼻庵のほうが地動説と地球球体説を主張していたのだ。

地球論争の勝敗を現代人の我々からみれば、科学的に誤った天動説が、科学的に正しいはずの地動説を論破してしまったと、当たり前のように考える。やれやれと。現代の我々が物事の成否、あるいは正誤を判断する時に日常的に使用する、この「科学的」という構え。実は、この構えは、我々がふだんは意識にのぼらせないような覇権性を帯びている。

「科学的」という構えの覇権性を考えるにあたって、さしあたり科学の成り立ちでも振り返ってみようか。科学の出発点を古代エジプトや古代ギリシアに求めることも可能だが、現代科学に直結する開始点といえば、やはりデカルトだろう[1]。デカルトは世界を精神と物質に二分し、物質世界の普遍的法則性だけを探究する科学という分野を生み出した。

デカルトの幾多の功績のなかでも最高傑作といえば、私たちが知覚する空間を数値でデジタル表記する座標平面の発明ではなかろうか[1]。座標軸を使えば、たとえば「等加速度運動をするボールが、ある一定時間に進む距離」を平面上の図形として表せる。探査機を二年かけて火星まで飛ばして地球に帰還させられるのは、デカルトのおかげといってよいわけだ。その後のニュートンやケプラーも、デカルトが発見した物理現象と数学の連携から多大な恩恵を受けて、微積分を考案し天体法則を記述した。それらの延長線上に、現代神経科学の数々の理論も発展したといえる。

ポンプの科学

神経細胞は、プラスやマイナスの電荷を帯びた分子を細胞膜の内外で出し入れすることによって、

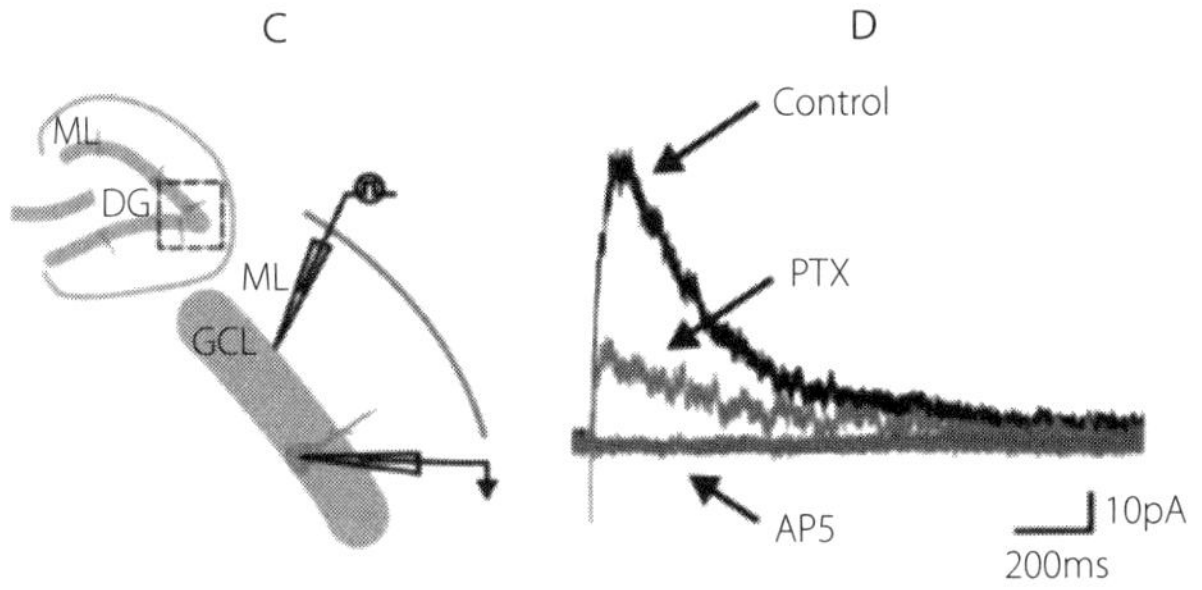

C：海馬の神経細胞に電極を刺入した部位。GCL（granule cell layer）は顆粒細胞層、ML（molecular layer）は分子層、DG（dentate gylus）は歯状回を意味する。

D：活動電位。縦軸10^{-12}アンペア、横軸10^{-3}秒。AP5は受容体遮断薬を投入した時で、電位がフラットになっている。PTX（picrotoxin）はGABA受容体阻害薬を投与した時。Controlは対照で、何も薬剤を投与していない。

図7-1　海馬神経細胞のグルタミン酸受容体（チャネル型）の活動電位（文献２）

活動電位（action potential）という電流を発生させる。Na^{+}（ナトリウムイオン）やCl^{-}（塩素イオン）などの出し入れには、細胞膜に刺し込まれたチャネルと呼ばれるポンプが利用される。ポンプを動かすのに必要なエネルギーは、不安定な分子をつなぎとめている鎖を外した瞬間に発生する高エネルギーリン酸結合（high-energy phosphate bond）による。この活動電位が脳のなかを縦横無尽に走ることで、私たちはモノが見えたり音が聞こえたり考えたり笑ったりできるわけだ。

　測定された神経細胞の活動電位は、デカルトが発明した座標軸を使って稲妻のような急速な電位変化として描画される[2]（図7－1）。ポンプに関連する遺伝子を壊したマウスを作って活動電位の変化を見たり、電位変化をモニターしながら薬剤をあれこれ試みたり。我々科学者が神経の性質を解析できるのは、まさにデカルト様のおかげなのだ。

右脳で考える

神経科学では、マウスに心地よいと感じる条件――たとえばその場所へ行くと必ず餌がもらえる――を与えたり、人が乱用すると気持ちよくなる物質――モルヒネやコカインなど――を投与したりして神経活動を測定する。その結果、心地よさと連動する活動電位が突き止められたら、今度はマウスでその神経と関連する遺伝子を壊してみる。すると、どうだろう。この神経がなくなると、マウスは心地よい条件に反応しなくなるではないか。なるほどね、と。

こうした作業を続けることで、神経科学は、不安、恐怖、快・不快などのさまざまな情動、さらには記憶、動機づけ、計算といった知的活動と連動する脳の場所や回路を明らかにしてきたのだ。それらの成果は、テレビ、雑誌、インターネットを通じて我々の茶の間へ毎日のように届けられる。そのせいだろう。「右脳で考える」「海馬が記憶する」「側頭葉で聞こえる」といった日常語を、子どもでも使いこなせる時代になった。ここにこそ、「科学的に」がもつ覇権性が浮かび上がってくる。

なぜなら、そもそも側頭葉は聞こえないからだ。カメラが風景を見たり、マイクが音を聞いたりしないように。「脳が聞いている」という日本語は、物質と物質でないものを混同している。「聞いたり見たり」というのは心理的な世界の言葉であって、側頭葉の活動電位は、本人が聞くという

「心の主観的現象」に連動した物理現象なのだ。え？　海馬が記憶してるんじゃなかったのか、と思われるかもしれない。だって、てんかんの外科手術で海馬を切除されたヘンリー・モレゾン[3]（写真7-1）は、エピソード記憶ができなくなったではないか、と。

ちょっと、待っていただきたい。そもそも、科学の出発点をデカルトまでたどったことを思い出してほしい。世界を精神と物質に二分し、物質世界の普遍的法則性だけを探究する分野として、近代科学はここまで発展してきたという経緯を。音を聞くのはあくまで私という主体であり、物質ではない。物質でない主体が音を聞く時、側頭葉という物質に電気生理学的・数学的事象が発生しているのだ。出発点の二分法を否定して一元化しようという試みは、物質世界でのみ成立したはずの法則を精神世界にまで適用しようとする帝国主義的な覇権といえる。物質と物質でないものとを分けたはずなのに。

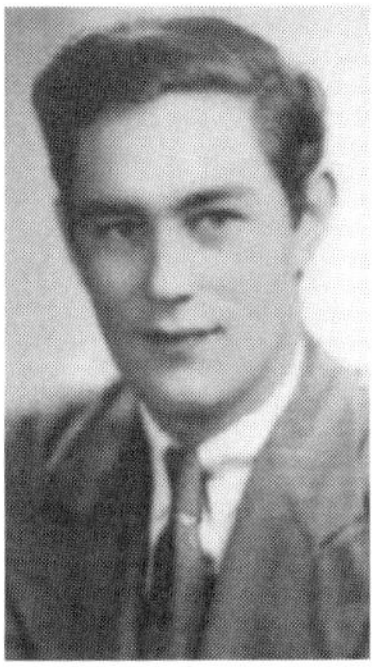

てんかん治療のため海馬を切除されて以降、前向性健忘を発症した。認知神経科学の重要な知見が彼の症例研究によって得られた。

写真7-1　ヘンリー・モレゾン
（文献3）

物質が非自己に変わる時

なるほど、我々はたんぱく質と呼ばれるまぎれもない物質を乗り物にして生きている。私は一六九cm、五八kgだ。ホモ・サピエンスは、哺乳類のなかではかなり大型動物の部類に入る。肉屋のショーケースに五八kgの生肉が置かれた風景を想像してみてほしい。肉体がありありとした物質である光景に、ぞっとしないだろうか。その五八kgの肉塊は皮膚一枚隔てて、その内側が自分で外側は非自己と考える。

右掌は自分だろうか。その通り、自分の一部だ。では右手の薬指は。もちろん自分だ。それでは、右薬指の爪は。もちろん自分だ。では、その薬指の爪を爪切りでパチンと切ってみる。するとどうだろう。爪切りのホルダーのなかに透けて見える、何だか頼りない三日月状のかけらは、中間径フィラメントを形成するケラチンという物質であり、まぎれもない非自己である。さっきまで自己の一部だったはずの爪が、一瞬にして非自己になるではないか。では、垢はどうだろう。上皮組織の一部だったものが、ヘチマタオルでこすったとたんに垢として非自己になるではないか。

自己か非自己か。物質を乗り物にしている限りにおいて、私たちの自己・非自己の境界は、思ったよりもはるかに儚いことに気づかされないだろうか。いったい、乗り物に乗っている主体は誰なのだろう。それはおそらく、物質ではない誰かであるはずだ。

物質の病

多くの内科や外科の疾患は、あくまで物質の状態変化を意味している。五八kgの肉塊の状態変化。たとえば、狭心症は冠動脈という心臓の筋肉に酸素を送っている血管が狭くなって、心筋が酸欠になった状態である。酸欠が長引けば、心筋梗塞として筋組織の壊死が始まる。だから、ステント――ステンレスなどでできた伸縮する筒――で狭窄部位を広げるか、内胸動脈を冠動脈につなぐバイパス手術によって酸欠状態を解消すれば狭心症は治癒する。狭窄か開通か、酸欠か酸欠でないか。狭心症の発症と治癒は、物質の状態ではっきりと決まる。

肺結核は、消毒液に強いミコール酸を細胞壁とするグラム陽性桿菌の結核菌が、肺胞に多核巨細胞を伴う乾酪壊死を生ずることで発症する。喀痰をチール・ネルゼン染色すれば、染まった結核菌を確認できる。ストレプトマイシンやイソニアジドなどの抗生物質で結核菌を死滅させれば治癒である。乾酪壊死があるかないか。チール・ネルゼン染色で陽性か陰性か。身体疾患とは、このように物質の状態で決まる「物質の病」なのだ。

モノとコト

遺伝学は、物質の世代間伝播の科学ともいえるだろう。たとえば、メンデルはえんどう豆の種のしわの有り無しから遺伝法則を発見した。種は栄養素としてでんぷんを貯蔵しているが、でんぷんはα-1,4グルカン鎖結合によって柔らかさを増したアミロースと、1,6-グリコシド結合が加わって粘り気を増したアミロペクチンからできている。SBE1（starch-branching enzyme1）遺伝子によって両者の配合割合が変化して、でんぷんの吸水性と粘性が変化して膨らんだり萎んだりすることで、表面にしわができたりできなかったりする。[4] アミロースとアミロペクチンという物質の科学が、メンデルの法則なのだ。

デカルトが物質と物質でないものを分けたおかげで、物質というモノのみを取り扱う近代科学は発展した。メンデルはSBE1遺伝子の存在を知らなかったが、彼が注目したえんどう豆のしわが「物質（モノ）の性質」だったから、遺伝法則を発見できたともいえる。では、物質でないものは、いったいどうなったのだろうか。

夫婦喧嘩と万引き

たとえば、夫婦喧嘩はモノではない。夫と妻の関係性という状態像、いわばコトである。だから、夫婦喧嘩しているカップルを一万組集めて遺伝子解析しても、夫婦喧嘩の遺伝子は見つからないのだ。もしくは、関連遺伝子が統計学的に導かれたとしても、コトによって薄められたモノのオッズ比は一・五程度と小さいはずだ。不登校、ひきこもり、家庭内暴力、万引きなどもコトである。

では、精神疾患はモノかコトか、どちらなのだろう。実は、いまだに確定的な答えは得られていないらしい[5]。一九世紀後半までは精神障害は状態像（コト）だと考えられていた。それが、クレペリンによって解剖学的・病因論的単位（モノ）と考えられるようになる。ただ、統合失調症の発症と治癒が、冠動脈の狭窄・開通や乾酪壊死の有無、あるいはチール・ネルゼン染色の陽性・陰性と同種の構造ではなさそうなことが直感されないだろうか。

latah paradox

北大の内村らは、北海道地方の先住民族にみられるimu《イム》という独特の精神症状を報告した[6]。論文では、アイヌの言葉で蛇を意味する「トッコニ」と呼びかけると、反響動作（目の前にいる人の動作をまねる）や反響言語（言われた言葉をおうむ返しに発語する）を反射的に発現させることが示された[6]（写真7－2）。

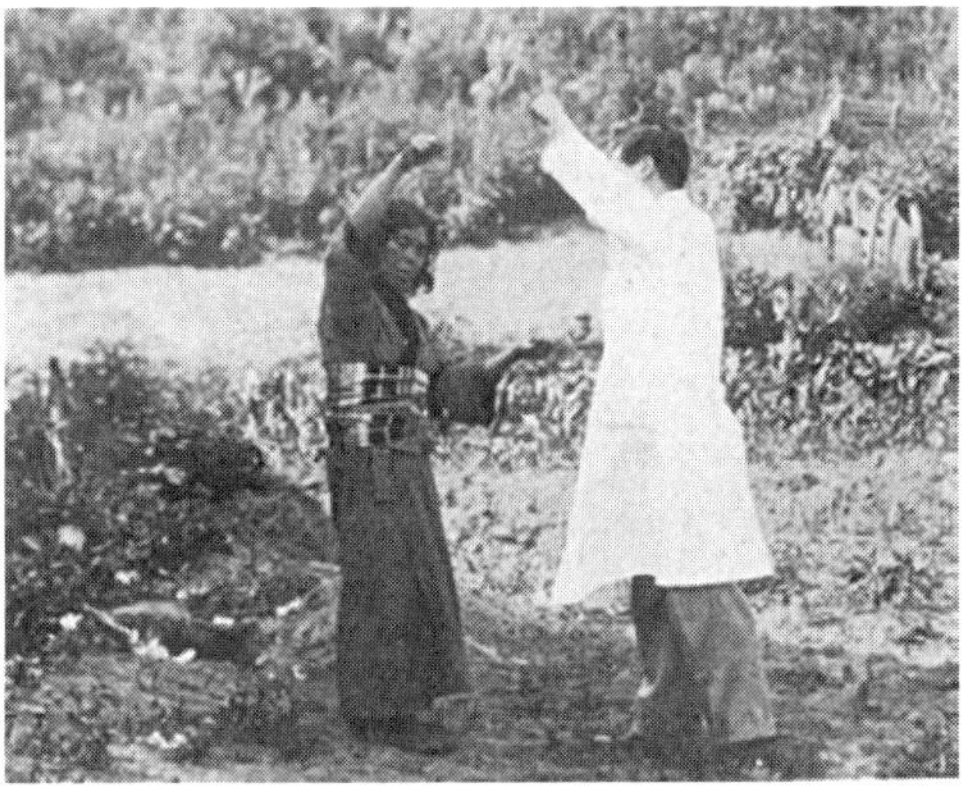

「トッコニ」の刺激語を聞いて反響動作を示している。白衣の医師の動作と同じ動作を繰り返している。

写真7-2　アイヌ女性のimu発作（文献6）

刺激語によって誘発される精神症状は、マレー半島のlatah《ラター》、フィリピンのmali-mali《マリマリ》、ビルマ（ミャンマー）のYaung-da-kyin《ヤンダキン》、シベリアのmyriachit《ミリアチット》など世界各地から報告があり、その土地のシャーマニズムと結びついている。これらはlatah反応と総称され、刺激語が地域によって、たとえばimuでは蛇だが、myriachitでは豚の鳴きまねといったように異なる。

内村らは、下等動物が緊急事態の防御反応として示す運動乱発や擬死反射——死んだふり——と同様のものとしてimuを位置づけた。もしlatah反応が擬死反射であるならば、系統発生的に保存された生物学的神経回路によって無意識に起こされる反射反応、すなわちモノである。しかし、刺激語は文化圏によって異なるのだから、コトだと考えられる。こうしたモノとコトの複合状態はシモンズによってlatah paradoxと呼ばれ[7]、文化圏の影響を受ける精神症状は文化結合症候群とされた。

カミダーリ

シャーマンも急性精神病を経て、治療者や予言者としての能力を獲得する。シャーマニズムも文化圏の影響を強く受けるため、文化結合症候群の一つと考えられている。日本では、沖縄や奄美地方に今でもユタとして残っている。

二〇一七年の七月に、沖縄本島と宮古島のユタに面会を申し込んだ。羽田から飛行機で二時間半。那覇空港からさらに四五分かけて宮古空港へ到着した。

宮古島のユタの男性は、著名なユタの弟さんである[8][9][10]。地元では、さまざまな病気の方がこの男性のところに来られるが、この男性が西洋医学が必要と判断すれば病院を紹介するという。逆に、病院で一定の治療が済むと、ユタのところに行くようにと医師から紹介されてくる人もいるそうだ。

自宅の一〇畳を超えるような広間に、立派な祭壇が祭られていた。男性は、かつて彼の祈禱によって難病から回復されたという高齢男性と生活されていた。ユタの男性ご自身も若い時に精神病症状を経験されており、症状の内容と経過を聞く限りマンニャンのbouffées délirantes（急性錯乱状態）、

ICD-10であれば急性多形性精神病性障害などに近い。宮古島では、こうしたユタになる前の急性精神病状態をカミダーリと呼ぶそうだ。

将来ユタになりそうな子どもは見分けがつくらしく、「セジが高い」「サーダカウマレ」などといわれ、「霊的な水準が高い」といった意味であるらしい。

一緒におられた高齢男性は、私を見て「セジが高い」と言われた。不思議だが、「セジが高い」と言われるとなぜか嬉しいのだ。神々の住まうこの島では、ユタは神に仕える人という意味らしい、カミンチュとかカンカカリヤと呼ばれる神聖な存在だ。だから、セジが高いとは誉め言葉なのだ。

驚いたのは、ユタの男性が私の名刺をじっと見て「七代前に養子縁組をした」と述べたことである。亡くなった父から、私の七代前の先祖が侍株を買って町人から武士になったと聞いていたからだ。続けて「四代目が外国へ行った」と言われたが、これは銀行員だった祖父が渋沢栄一の基金で留学していたことを指していると思われた。

白い鳥居

日を改めて、沖縄本島のユタにも面会した。彼女も若い頃、急性精神病を経験して精神科病院に入院していた。精神症状を聞いてみると、宮古島の男性と同様のものだった。彼女は、ユタになった経緯などを一通り話し終えると、目を閉じて一分ほど苦しそうな表情を見せながら沈黙した。開眼すると私をまっすぐに見つめて、「鳥居が見える」と述べた。私は研究所に隣接する都立病院へ行く途中でよく神社に参拝していたから、少し驚いた。ただ、鳥居が何色か問うてみると「白」と答えられたので安堵した。なぜなら、私がいつも参拝する鳥居は赤かったからだ。

沖縄から戻り、都会での多忙な日常にまぎれて、ユタのことはしばらく忘れていた。ある日、久しぶりにお参りをしようと思い、松沢病院の病棟からの帰り道、遠回りをして神社に寄ってから研究所へ戻ることにした。

病棟から渡り廊下を進むと、リハビリ棟が見えてくる。一二〇年前、患者の人権回復に尽力された東京帝大教授で松沢病院第五代病院長だった呉秀三の銅像が左手に見える。さらに歩くと、一〇〇年前「松沢の母」と呼ばれた看護師、石橋ハヤの銅像の前に出る。そこからさらに深い森に入り、大きな銀杏の木陰に鳥居が見えてくると、私は愕然とした。傷んだ鳥居を修理するため、漆喰でかためられた鳥居が、下地塗料で真っ白に塗られていたからだ。

*

この章では、精神疾患に関して一般に最もよくある誤解、すなわち精神疾患は内科疾患と同じである――異常を来した臓器が脳であるか、そうでないかだけの違い――という捉え方について、それが正しくないことを考察した。残る章では、科学と近代化を享受している我々が、実は自分たちが信じているほど科学的な存在ではないことを考察してみよう。

謝辞：宮古島と沖縄本島のユタのお二人に感謝申し上げます。宮古島でユタをご紹介くださった、いずみ病院の高江洲義英先生と、宮古島の神と森を考える会の佐渡山安公様、沖縄のユタをご紹介くださった東江様ご夫妻ならびにお嬢様に感謝申し上げます。

ユタの現地調査は、文科省科研費「精神医学の社会的基盤：対話的アプローチの精神医学への影響と意義に関する学際的研究」（石原孝二代表）の支援によって実施された。

第3部

人間にとっての進化と病

第8章 「科学」の歴史と病のメタファー

わたしたちは結局おなじひとつの兄弟なのだ。わたしたちが大地の一部であるようにあなたがたもまたこの大地の一部なのだ。大地がわたしたちにとってかけがえがないようにあなたがたにとってもかけがえのないものなのだ。だから白い人よ。わたしたちが子どもたちに伝えてきたようにあなたの子どもたちにも伝えてほしい。大地はわたしたちの母。大地にふりかかることはすべてわたしたち大地の息子と娘たちにもふりかかるのだと。あらゆるものがつながっている。わたしたちがこの命の織り物を織ったのではない。

——シアトル首長が大統領に宛てた手紙[1]

日本の産声

日本という国名が誕生したのは、壬申の乱に勝利した天武の朝廷が「倭国」を「日本」に変更した時のことで、六七三（天武二）年から七〇一（大宝元）年の間とされている。[2] 具体的には、天武朝で六八一年から編纂が開始され、持統朝で六八九年に施行された飛鳥浄御原令《あすかきよみはらりょう》で、「天皇」という称号とともに「日本」という国名が公式に定められた時点が挙げられる。

さらに、七〇二年に唐（周）の則天武后のもとへ送られた遣唐使が、倭国改め日本国の使者を初めて名乗った。唐の役人からこの国名変更について質問を受けたのに対して、「倭国自らその名の雅《みやび》ならざるを悪《にく》み、改めて日本と為す」（『旧唐書』）などのやりとりがいくつかあった後、則天武后から国名変更が認められた。(3) とすればこれが、日本という国号が東アジア世界において初めて公式に認められた瞬間ということになる。実は、六九〇年に則天武后は唐から周へ国名を変更したばかりであった。これを絶好の機会とみてみずからの国名変更を承認させたのだとすれば絶妙な政治感覚だと、歴史学者の網野善彦は指摘している。

少し考えれば当たり前のことだが、七世紀以前には日本という国名もなければ国家も存在しなかったのだ。私たちは初頭教育で、見慣れたキリンのような恰好をしたあの日本地図を繰り返し見せられ、中学校の歴史教科書では「縄文時代の日本」「弥生時代の日本」と大項目が立てられたから、北海道から九州までの四島を単位とした国が二〇〇〇年以上前からあったかのようについ錯覚してしまう。現代人のみている日本とは、我々の日常感覚ほどに確固たる存在なのだろうか。

倭国と倭人

たとえば高校の日本史教科書では、前漢（紀元前二〇六―二〇八年）の歴史書『漢書』地理志に書かれた「楽浪海中に倭人あり、分かれて百余国をなす」を示し、これを日本人についての初めての記述として紹介している。このような日本史の授業が、倭は日本であり、倭人は日本人であるとする理解を育んでいくわけだ。

朝鮮半島に住む人々からは、日本国による彼らへの暴虐として、「倭寇、壬辰倭乱、日帝三六年」が挙げられる。秀吉の朝鮮侵略（壬辰倭乱）と大日本帝国の植民地支配（日帝三六年）はたしかに我々の国家が行った事実だとしても、倭寇については明らかな誤解がある。なぜならば、前期倭寇（一四世紀頃）には、瀬戸内海・北九州を本拠とした日本人に、朝鮮半島の禾尺《かしゃく》、才人《さいじん》などの賤民も加わっていたからだ。後期倭寇（一六世紀）にいたっては、マラッカ、シャム、パタニなどに移住した浙江省と福建省出身者が多数派で、日本人（対馬、壱岐、松浦、五島、薩摩などの出身者）は少数派であり、ポルトガル人など諸民族も含んでいたと推測されている。「倭語を解し、倭服を着る」という記録がある一方で、それらは「倭語でも漢語でもない」との指摘もあることから、彼らはいわゆる倭寇語のような独自の言語さえ話したと推測される。

つまり、倭寇は決して日本人と同一ではない。それは足利義満が倭寇を鎮圧して明朝より新たに「日本国王」として冊封された事実からも知ることができる。倭寇とは、国家を超え、国境にかかわりなく、玄界灘や東シナ海で独自の秩序を維持した海上勢力だったのだ(4)。現代人からは想像もつかないような海民・海人たちの活力が支配した時代が、それほど遠い過去ではない日本周辺には存在していた。

アナーキーな列島

倭人と日本人の関係は、日本史の教科書が示すほど単純明瞭ではないのかもしれない。たとえば、倭人と呼ばれた人々の一部は済州島や朝鮮半島南部にもいたとみられるが、彼らは新羅王国成立後に新羅人となっている。反対に、関東人と中部九州人は倭人ではなかったが、日本国成立後に国制下に入って日本人となった人々である。すなわち、倭人と日本人は同一視できないことを明確にしておく必要があるのだ。

さらに、日本国が現在のキリンの恰好に落ち着いたのは、意外と最近であることをどれほどの現代日本人が承知しているだろうか。たとえば、遣唐使が初めて「日本の使者」を名乗った頃、南九州の隼人《はやと》や東北人である蝦夷《えみし》はまだ日本の国制下に入っていなかった。とくに東北人は日本国に対して頑強に抵抗を続け、七七四（宝亀五）年に桃生城《ものう》（宮城県石巻市）と胆沢城《いさわ》（岩手県奥州市）を攻撃し、その後八一一（弘仁二）年まで三十八年戦争――日本史の試験によく出た前九年・後三年の役はさらに二〇〇年後――と呼ばれる、長期にわたる東北人と日本国との戦争が続いた。

東北以北はといえば、粛慎《みしはせ》と呼ばれるツングース系民族、オホーツク人（五―一三世紀）、擦文人（六―一三世紀）、アイヌ人などの多民族が日本国制とは無関係に生活していた。北海道が日本になったのは一八六九（明治二）年に蝦夷地が北海道と改称された時であり、沖縄にいたっては一八七九（明治一二）年四月四日に琉球藩が廃止され沖縄県が設置されて初めて誕生したのだ。日本がキリンのような姿を完成させたのは、たった一五〇年前のことである。

日本国と東国

日本国は倭国やヤマトの流れを汲んで西日本で誕生した。一方、東日本では対抗する王権ともいえる存在が次々と興った。たとえば『将門記』をみると、九三九（天慶二）年に平将門が諸国の国府を攻略し、下総に王城を築いて新皇に即位したことが叙述されている。さらに『将門記』では、京都の天皇を本天皇と述べている。天照大神を祖神とする皇室に対抗するかのように、朝廷への反逆者だった菅原道真を祀る武神八幡神の託宣によって将門は即位しているのだ。結局、この王国はわずか二ヵ月の短命ではあったが、後年の列島東部の歴史に影響を及ぼしたと考えられる[2]。『今昔物語』には、一一世紀頃から沢胯《さわまた》の君のように「君」と呼ばれる豪族が共闘し、思慮深い「大君」と呼ばれる存在があったことが叙述されている。とすれば、源頼朝は坂東（今の関東）の大君となって幕府を開いたといえるわけだ。

この東国と西国の列島分断は、日本国の成立前から存在したらしい。日本列島はフォッサマグナ（中央地溝帯）より東部で落葉広葉樹林、西部で照葉樹林が広がり、動物相にも違いが出たため、縄文時代を通じて列島の東西で生業が異なっていた。この東西差は、東で杉久保型ナイフ、西で国府《こう》型ナイフが発掘されることから、旧石器時代にまで遡ると考えられる。列島西部に移住して日本国を名乗った新しい文化の担い手たちは、縄文文化の比較的弱い地域にまず広がった結果、東西差をさらに強めたといわれている。[5]

西と東

この列島の東西でみられる二面性は、多岐にわたる分野で認められる。たとえばカブの品種では、列島東部で洋種系品種、西部で和種系品種が分布している。[6]また、畑作農耕にも東西差がある。東部では、ナラ林帯で、アワ・キビなどの雑穀類やムギ類の畑作と牧場の慣行とが結びついた畑作文化が形成された。一方、西部では照葉樹林帯で、アワ・ヒエ・ソバなどの雑穀類にイモ類の栽培が加わった畑作農耕が展開する。[7]炉をみても、西日本では住居の中心に灰穴炉が置かれるが、東日本のそれは住居の周壁際に置かれる地床炉であり、宮本常一がこれを「東日本の囲炉裏と西日本のカマド」と指摘した。[8]

これらの東西差は文化や宗教観にも影響したと考えられている。たとえば、穢れは「秩序を攪乱するような事象に対して、社会成員の抱く不安・恐怖の念が、そうした事象を忌避した結果、社会的な観念として定着していったもの」と指摘される。[9]忌引き、新生児の誕生、火災、被差別部落などがその例として挙げられるが、西日本で強く東日本で弱いという。例を挙げると、出産の後産《あとざん》「胞衣《えな》（胎盤）」を人に踏まれやすい戸口や辻に埋め、踏まれるほど子どもが元気に育つとする習慣が東日本にある。縄文遺跡では戸口で埋甕《うめがめ》が発掘されており、これが胞衣を入れた甕と考えられ、[10]東日本の胞衣を踏ませる風習との関連が示唆されている。一方で、母屋と別に建てた産屋の床下や縁の下に深い穴を掘って胞衣を埋め、日の光に当てないようにする習俗が弥生文化圏で発見されており、これが穢れを重んじた発想、その東西差と重なる。よく見慣れたはずのキリン姿の列島地図が、何やら華麗な紋様を散りばめた極楽鳥のように見えてはこないだろうか。

日本人の科学観

福沢諭吉は遣米・遣欧使節に随行し、その見聞を『西洋事情』『掌中萬國一覧』『世界國盡』などにまとめ発表した。そうした著書の一つ『福翁自伝』のなかで福沢は、「東洋になきものは、有形において数理学、無形において独立心」と、日本における数理学の欠如を述べた。日本人から封建的な思想を排除するために近代科学の物質観と科学観の教育を重視した彼は、『科學のススメ』という著書も発表している。

福沢が重視した科学観とは、世界を物質と物質でないものに分けるデカルトの自然観や、物質界を数多くの物体が集合した巨大な機械とみたニュートンの機械論的世界観にほかならない。デカルトとニュートンの科学観は、福沢も評価した科学技術の発展、古典物理学の発展という効用をもたらしたわけだ。では、デカルトやニュートン以前の物理学とは、いったいどのようなものだったのだろうか。

物理学のルーツは意外に古く、紀元前六世紀の第一期ギリシア哲学にまで遡ることができる。[11] たとえば、ギリシア哲学のミレトス学派では、すべての存在を生命と精神を備えたphysis（自然）の表れと捉えた。すなわち、彼らは万物有生論者であり、したがって「物質」に相当する単語をもたなかった。そして、世界を絶えず変化し続ける存在であるとした。一方、変化を否定し、「破壊できない実体」という概念をもっていたエレア学派が、この変化を肯定するミレトス学派と対立していた。

その後、レウキッポスとデモクリトスが、最小不可分（破壊できない）な実体として「原子」という概念にたどり着いたことにより、エレア・ミレトス学派間の「変化・不変化」対立を解決した。つまり、世界の変化とは、不変化である原子が融合・分離することで実現していると考えたわけだ。レウキッポスらは、原子を空っぽの空間を動く静的で生命をもたない粒子としてイメージした。このイメージは、デカルトの発明した三次元座標軸で精密に描かれるようになり、ニュートンの宇宙モデルでも引き継がれた。そして、我々現代人が当たり前のように目にする、真空の宇宙空間を無音で公転する惑星のCGや、映画監督スタンリー・キューブリックが描いた木星探査船の飛行シーンにまで矛盾なく連なるというわけだ。

ニュートンの粒子

ニュートンの世界観――これが明治維新以降、現在まで日本人が抱く世界観なわけだが――においては、絶対時間と絶対空間のなかを運動する物質的粒子が想定された。この粒子は、微小で不可分な剛体と考えられたから、デモクリトスの原子（破壊できない実体）にほぼ等しい。デモクリトスの原子論とニュートン力学を隔てるポイントは、後者が粒子の質量と距離のみで決定される力——万有引力——を用意したことだ。ニュートンは、引力を粒子間で密接に関連し合い、距離を超えて瞬時に作用する——よく考えてみるとオカルトだが——ものと定義した。さらに、熱が粒子の複雑なゆらぎが作り出すエネルギーであることがわかると、天文学で成功をおさめたニュートン力学は流体の運動や弾性体の振動にまで拡張された。すなわち、熱も力学的に論じることが可能になったのだ。たとえば、水の粒子（分子）が熱せられると粒子のゆらぎが活発化され、粒子間の引力に打ち勝って飛び散ると気体（水蒸気）になる。逆に、水を冷やすと粒子のゆらぎが小さくなり、粒子間の引力がゆらぎを凌駕して個体（氷）となる。

　ところが、ニュートン力学が自然現象を記述できる究極の理論だったのは、電気や磁気が発見されるまでのことだった。イギリスの科学者マイケル・ファラデーと理論物理学者ジェームズ・マクスウェルは、銅のコイルに磁石を近づけて電流を発生させる実験を成功させた。この磁石の運動という力学的な働きが電気エネルギーに変換される現象は、マクスウェルの連立偏微分方程式などによって古典電磁気学へと発展した。ここで、ニュートンの引力が破綻する。なぜならば、電磁気学では、正と負の粒子（電荷）が引き合うのは引力によるのではなく、それぞれの粒子が周囲の空間に「乱れ」——電磁場——を作り出した結果であるとしたからだ。電磁場。子どもの頃遊んだ、砂鉄を表面に撒いた紙の裏側から磁石をかざした時のあの縞模様を思い出してほしい。電磁場の発見以降、ニュートン力学は、自然界を説明できる究極の理論としての地位を明けわたすことになる。

電磁波としての光

さらに電磁気学は、光は波として空間を伝搬する電磁場として捉えられることを発見する。これこそが、ニュートン力学の世界観——粒子同士が緊密に引き合う力でかかわり合う——の根本的な転換となった。なぜなら、実在は粒子ではなく、場にほかならないからだ。それだけではない。無線電波もX線も、光と振動数が異なる電磁波（電磁場の振動）であることが判明したのだ（図８－１）。

おかげで二〇世紀初頭には、物理学にニュートン力学とマクスウェルの電磁気学が併存する事態が生じ、異なる現象にそれぞれが使い分けられるようになってしまった。この二つを統一できる理論を構築したのが、アルバート・アインシュタインだったのである。

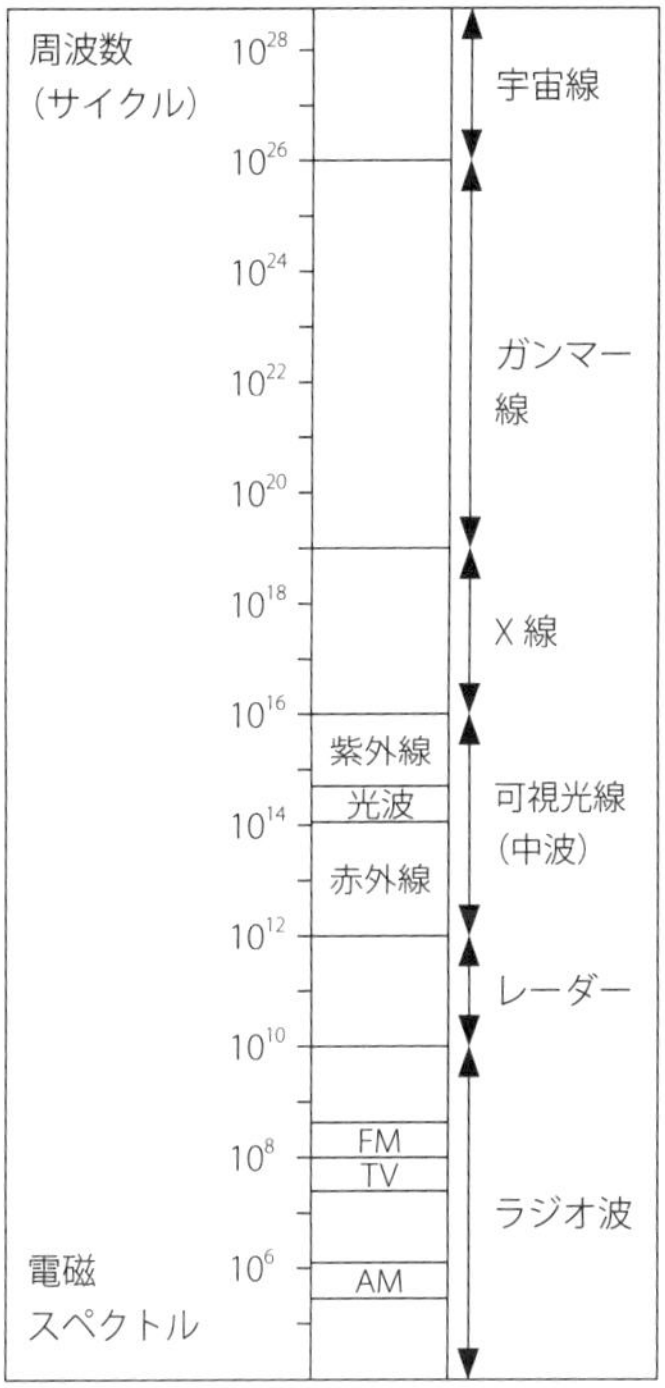

図8-1　電磁波の周波数と可視光の関係（文献11）

相対性理論では空間は三次元ではなく、時間さえ独立した実在でないとした。つまり、時間と空間は緊密に結びついた、時空という四次元連続体となったわけだ。相対性理論では、時間と空間が関与する測定は絶対的な意味を失う。なぜなら、空間と時間はある観測者が現象を記述するために用いる言語の一要素でしかなくなったからである。これにより、ニュートン力学的絶対時間と絶対空間の世界観すら崩れてしまう。相対性理論では、止まっている人からは動いている人の時計が遅れて見えたり、止まっている被測者から動いている観測者が縮んで見えたりする。時間と空間は古典物理学の最も基礎的な概念なので、この二つを修正することは自然を記述する枠組みを全面的に改定することになった。最も重要な改定は、質量がエネルギーの一形態でしかない（$E=mc^2$）とする発想である。だから、質量に応じた重力（エネルギー）が時空を湾曲させる力を生じる。宇宙は質量をもった物質の分布状態によって決まるので、ニュートン以来現代まで続いている「空っぽの空間」という概念も意味を失ったのだ。

さらに、ニュートン力学で描かれる「空っぽの空間を無音で飛翔する剛体」という、つやつやと輝くビリヤード玉のような原子のイメージも、ニュージーランド生まれの英国物理学者アーネスト・ラザフォードの実験で崩れた。極微の放射物であるアルファ粒子を原子にぶつけ散乱する様子から、原子の構造が判明したのである。驚くべきことに、原子は古代から信じられていた剛体ではなく、広がりのある空間を旋回する微小な粒子——原子核と電子——から構成されていた。

量子力学の世界はもはや感覚的な体験に基づいて観察することができない。それは、ガイガーカウンターの音や、写真版の黒い点といった一連の過程の最後の結果としてしか知覚されない（図8-2）。私たちが福沢諭吉以来イメージしてきた宇宙——キューブリックの『二〇〇一年宇宙の旅』のような空っぽで真っ暗な空間——は、現実のそれとはずいぶん見え方が異っているかもしれないのだ。

見え方のメタファー

一九世紀ドイツの精神医学者ヨハネス・ランゲは、クレペリンの業績の一つとして「躁うつ病の混合状態」を識別したことを挙げている。混合状態とは、躁病相とうつ病相の移行期などにみられる、躁症状とうつ症状が同時に並存する病像を指す。クレペリンは一八九九年、『教科書(*Psychiatrie*)』第六版のなかで、それまでの「定期狂(Das periodische Irresein)」「回帰狂(Das zirculare Irresein)」「単発性マニー(Die einfache Manie)」を包括して、初めて「躁うつ病(Das manisch-depressive Irresein)」の概念を確立した。第六版より三年前の第五版でもすでに、定期狂のなかに躁型・回帰型・抑うつ型を総括した回帰型において、混合型の記載がある。ここで重要なことは、躁とうつが「対立」し合うものでなく、「密接に関連した現象」として「内的連関」をもっと強調されていることだ。「不安げな患者が突然笑ったり……軽躁状態の患者が不意に危険な自殺企図を行ったり」することが指摘されている。[12]

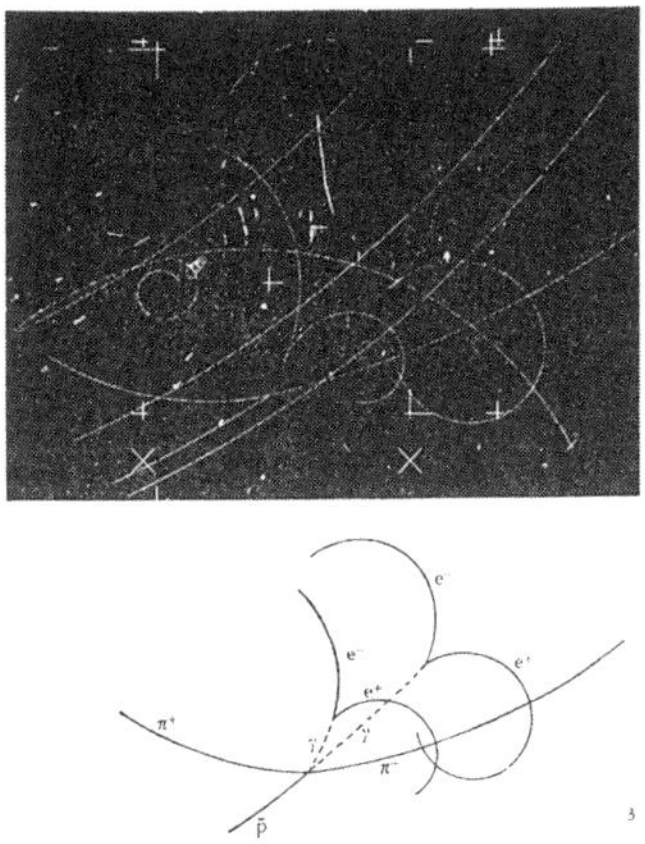

図8-2　電子と陽電子の生成(文献11)

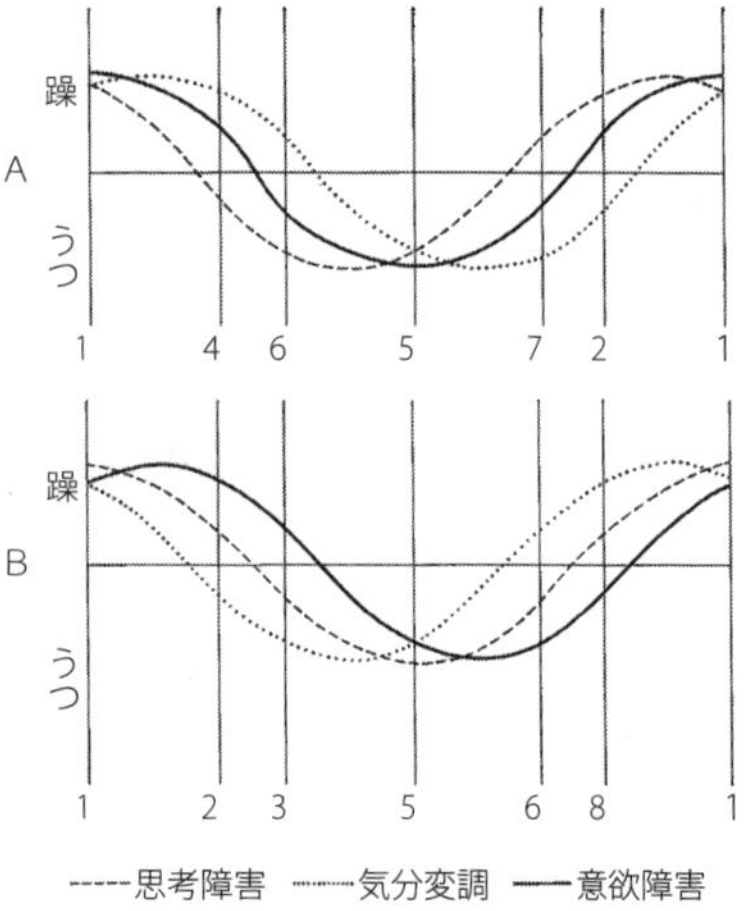

図8-3　クレペリンによる躁うつ病の混合状態の組み立て（文献14）

躁状態とうつ状態を初めて「極（Pol）」と表現したのは、ドイツの精神医学者エルンスト・クレッチマーである。[13] この双極性というメタファー（隠喩）は、クレペリンの混合状態の図[14]（図8-3）とあいまって、クレペリンの本意とは別の効果を広めていった。メタファー、たとえば「時は金なり」という隠喩は、だからこそ時間を（お金のように）浪費すべきでないといった表現・発想を生む。同様に双極性——躁という山の頂上とうつという谷の底——というメタファーは、躁を抑えたり、うつを持ち上げたりといった発想を生じさせた。さらには、躁とうつが互いを中和し合う関係であるかのような理解も生まれる。しかし、混合状態（躁とうつが中和し合わず並立混在する）を発見したクレペリンはそう発想しなかったし、「精神病は脳病である」の名言を残したウィリアム・グリージンガーも、「うつ」について、「心的あるいは脳的過程が不活発で、弱く、抑えられている状態」ではなく、「非常に強い脳の刺激状態と心的過程の興奮がしばしばその原因になっている」と述べている。[15]

命の織り物

カリフォルニア大学バークレー校の素粒子物理学者ジェフリー・チューは、ブーツストラップ仮説を発表した。ブーツストラップ仮説では、物質の基本的存在も基本的法則も認めない。ニュートンは、原子を分割できない根源的要素と考えたが、チューは根源的要素も粒子も否定し、すべての部分は全体と相互に影響し合うダイナミックな織り物であると考えた[11]。

自然界に基本法則が存在するという考えは、ユダヤ・キリスト教の「天の立法者」という信念から生じたものである。チューは、『華厳経』の「一即一切、一切一即（部分が全体で、全体が部分）」と自分の理論が酷似していることに驚いたという。自然界を織り物と捉える世界観は、まさに日本列島も含まれる環太平洋にいた先住民族のそれにほかならない。日本国が誕生するより前、もちろん福沢諭吉もいなかった当時、この列島に住んだ人々の世界観こそがそれだったのである。

＊

この章の考察を通して、我々が実はメタファーという時代的制約のなかに閉じ込められていることに気づかされた。次は、時代を地球レベル――四六億年――にまで拡大した時、現代のメタファーの向こうに何がみえてくるのか考えてみたい。

第9章 「進歩」は廻る——螺旋の哲学

そのときの感覚を、僕はまだはっきり覚えています。それは空から何かがひらひらとゆっくり落ちてきて、それを両手でうまく受け止められたような気分でした。どうしてそれがたまたま僕の手のひらに落ちてきたのか、そのわけはよくわかりません。そのときもわからなかったし、今でもわかりません。しかし理由はともあれ、とにかくそれが起こったのです。それは、なんといえばいいのか、ひとつの啓示のような出来事でした。

——村上春樹「小説家になった頃[1]」

宇宙船「地球号」

地球が誕生したのは今から四六億年前とされる。四六はいいとして、億とは想像もつかない数字だ。一万の一万倍。いったいどうやったら、こんなとてつもない数字を導き出せたものなのか。

実はこの数字は、ウランの放射線崩壊——原子核が放射線を放出することで、より安定した原子核に変化する――を利用して割り出されている。天然の放射性物質であるウラン（親核種）は、放射線崩壊によって四五億年かけて鉛（娘核種）に変化する。鉛を取り込みにくくウランを含みやすい鉱物ジルコンを利用して、ジルコン中の親核種と娘核種の比を測定し、岩石の年代を推定する。その結果が、四六億というとてつもない数字だったわけだ。

最初の六億年の間、金星や火星と同じように、地球は無生物の世界だった。原始的な最初の生命は、四〇億年前の海底で誕生したとされる。[2] 地球上の大気にはまだ酸素がなく、したがってオゾン層がない地上には強力な紫外線や宇宙線が降り注いでいた。海水によって宇宙線が遮断された安全な海底で、ウラン鉱床の洞窟に流れ込んだ海水が沸騰して間欠泉となった。深海底の間欠泉。噴煙柱の壁の温度は三五〇℃にも達する。ここで発生した高エネルギー粒子が有機化合物を生成し、最初の生命を誕生させた。今から一〇億年ほど前になると多細胞生物が登場し、映画でよく見る恐竜が出現するのは二億五〇〇〇万年前のことだ。人類の誕生は一〇万年前。きわめて最近の出来事なわけだ。

地球の新参者

米国バークレー大学の経済学者デ・ロングは、人口推移の実証的研究を踏まえて、一〇〇万年前から現代に至るGDP（国内総生産）の変動を推計した[3]（図9-1）。そのグラフを見ると、約一万年前と約一〇〇年前に、カーブの傾きが際立って立ち上がる屈曲点が存在している。この屈曲点の

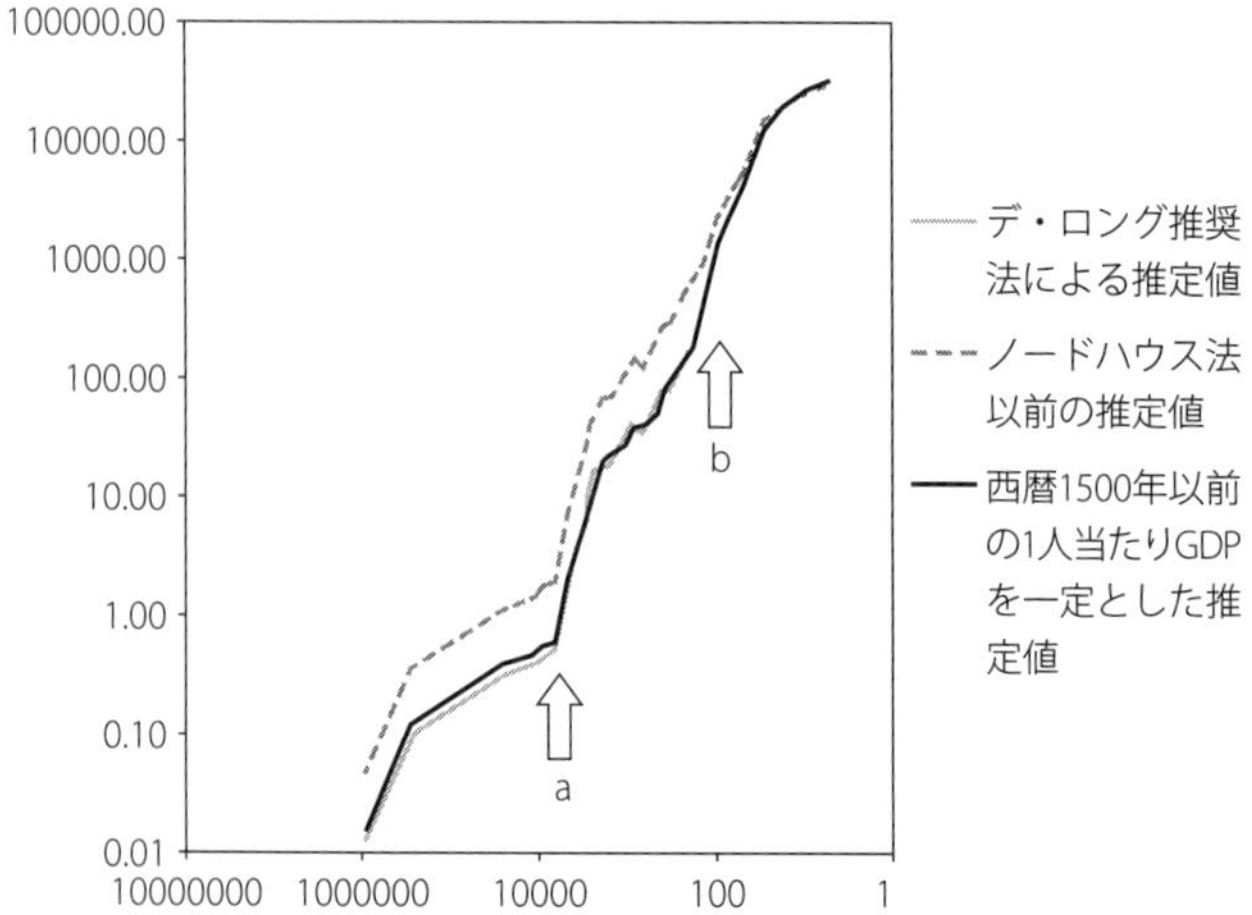

横軸は現在から遡る年数、縦軸は1990年国際ドル（単位は10億）。矢印aは農耕の開始、bは化石燃料の大量使用の開始時期にあたる。

図9-1　100万年前から現在までのGDPの変動（文献3）

意味するところ、人類の足跡をたどるなかでみえてくるものがある。それは、ヒトが地球に残してきた環境変化の軌跡だ。

西アフリカで誕生したホモ・サピエンスは、数万年前にアフリカを出るとユーラシア大陸を北東へと移動しながら世界中に展開した。一つ目の屈曲点は、採集狩猟生活が飽和しGDPの伸びが停滞した一万年前。チグリス・ユーフラテス川や長江流域に農耕が発生した時期である[4]。もう一つの屈曲点である一〇〇年前は、石油や石炭など化石燃料の大規模使用が始まった時期に一致する。

すなわち、一万年前と一〇〇年前にエネルギー革命が生じ、そこで生産や人口が急速に拡大したのだ。サバンナから集落へ、農村から都市へ。人類を取り巻く環境は、みずから興したエネルギー革命によって激変した。

ゲノムとソフト

この間、コーカソイドやモンゴロイドなどの分枝を生み出したゲノムの変化や、小さな差異しか生じない遺伝子の個人差（多型）は蓄積したが、基本的なDNAの配列は一〇万年前から変わらない。だから人類は、エネルギー革命による地球環境の大変化を、西アフリカのサバンナで暮らしていた時とほとんど同じスペックの脳で乗り越えてきたことになる。

そう考えると興味深いのは、屈曲点の手前にあるGDPの定常期である。一つ目の定常期、狩猟採集時代に、人類は心のビッグバン——ラスコーやアルタミラの壁画、縄文土器など芸術の起源——を経験している。二度目の定常期のなかでもとくに紀元前五世紀頃を、ヤスパースは枢軸時代と呼んだ。なぜなら、インドで仏教、中国で儒教や老荘思想、ギリシャでソクラテス、プラトン、アリストテレスらの哲学、中東で旧約思想（キリスト教やイスラム教の原型）が、ほぼこの時期に集中して同時多発的に生まれているからだ。[4] 人類は定常期という行き詰まりに、新しい革命的発明を成している。

人類は一〇万年前のゲノムで設計されたハードウェア（脳）を変更しないまま、ソフトのみを革命的にアップデートすることによって激変する環境に適応したともみてとれる。実は我々が生きる現代は、三度目の定常期にあたっている。サバンナを出て以来人類史上誰も経験したことがないような環境に、我々は地球を作り変えてしまったのだ。日本をはじめとする先進国では平均寿命は八〇歳に達し、人口は減少を始めた。インターネットが世界中を瞬時に結び、DNAを組み替えて地球上に存在したことがない生き物を創造している。第三の定常期に直面している我々のソフト革命とは、はたしてどのようなものになるのだろうか。

海から生まれて

生物の身体は半分以上が水である。ヒトの場合、体重の六二%が水である。その割合はヤギで七六%、タラだと八二%、クラゲだと九五%になる。

ヒトは八〇日間食事をせずに生存できたという記録がある一方で、水の補給なく生存できるのは五日程度とされる。とにかく、水なしでは生きられないのだ。生命は四〇億年前の海で誕生したと述べたが、それは膜によって外界との間に仕切りを作って「自己」が確立したことが始まりだった。膜に包まれた水溶液とは、細胞の基本構造であり、膜は水をはじく油(脂質)でできている。水は化学反応の基本であり、乾燥時に丸まっていた高分子は、水に溶けると長く伸び広がり化学反応が起こりやすくなる。生命とは、水溶液の状態を保ち、活発に化学反応を行っているものとも定義できる。(5)

だから、我々は化学反応を妨げるような水の状態を不快と感ずるようにプログラムされている。真夏の炎天下、山道を歩いて脱水が生じると、眩暈と吐き気と頭痛を感じる。あと少しで熱中症の状態だ。偶然、ふもとに郵便局を見つけて駆け込んだ。クーラーの効いた室内でほてった身体が冷やされる時、「気持ちいい」と感じるはずだ。さらに、見つけた自販機で冷えた水を買って飲むと「うまい」と感じる。化学反応が阻害される体温上昇は不快であり、適正体温に戻る時が快である。脱水で血液中のイオン濃度が高まると不快であり、水を飲むと電解質バランスが補正されるので「うまい」。この快・不快情動は、一〇万年前から変わらないゲノム情報によって作られた肉体で維持されてきたものである。

進歩思想

現代の日本は、七〇年以上戦争をしておらず内戦もなく、政治家は民主的な選挙で選ばれている。不正や汚職の報道は後を絶たないが、ひとまず合理的建前で社会は稼働しているようにみえる。さまざまな社会問題や人生の困難は、努力を重ねて解決すべきものと期待されている。それができないのは知識不足か怠慢であり、すべての問題には解決がある。そこに至る手順が今はまだ知られずとも必ずあるはずだと、多くの人が合理性に基づいて信じている[6]。世界は、人智のなかで閉じているはずだと。

手順を発見できれば確実に前進できるという「進歩思想」は、一九世紀のヨーロッパで確立した新しい考え方である[6]。進歩思想に則れば、新しいものほど正しく、古いものほど未熟で誤っていると考えられる。ここに、デカルト以来の近代科学信仰——物質のみを探究して普遍的法則を解明する——が重なるとどうなるか。新しくて物質的なものほど正しい、という発想につながるのだ。

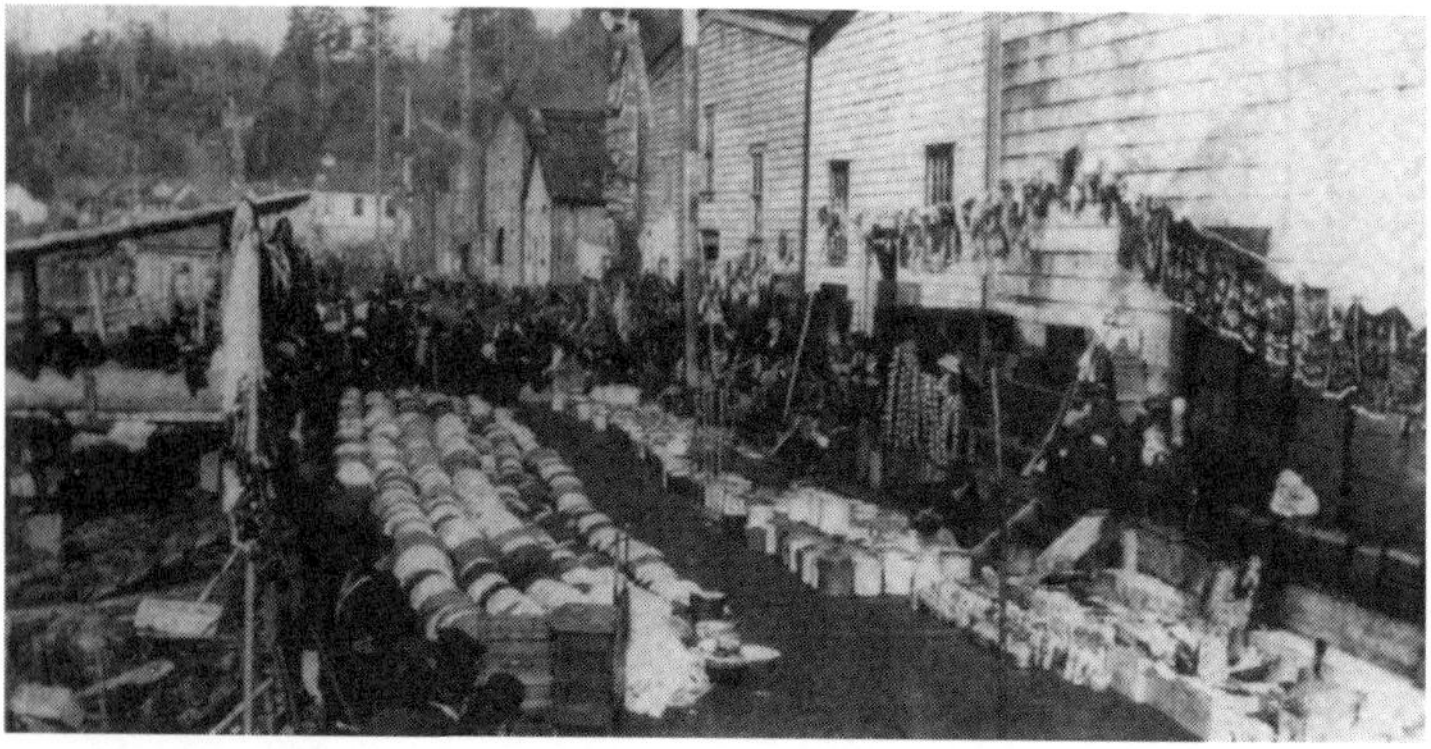

写真9-1　北米北西海岸先住民族のポトラッチ（文献7）

進歩思想においては、江戸時代より明治維新のほうが正しい。室町時代より縄文時代のほうが未熟となる。物々交換より貨幣経済のほうが正しく、資本主義は最も進歩した経済システムとなる。贈与が基本システムとして機能した未開社会は未熟である。

未開社会の贈与では、モノを媒介にして人格的なものが移動した。贈与に対するお返しは、相互信頼の気持ちを表現するよう適当な間隔を空けて行われる。贈与されたモノを媒介して不確定な価値が移動するので、価値をつけられないものほど高く位置づけられる。あたかも、値札の付いた高価な万年筆より、いくらだか判断しかねる母親の形見のほうが、はるかに贈与品としてのランクが上がるように。北米北西海岸のクワキウトゥルやトリンギットなどの先住民族たちは、大規模な贈与を行うポトラッチという祭りを行った[7]（写真9－1）。ポトラッチとは、大がかりな「贈与の祭り」である。亡くなった偉大なる酋長を想い、新しく選ばれた酋長のお披露目に招待された客たちは、贈り物の豪華さを競い合った。客人は、別の機会に今度は自分主催のポトラッチを改めて開き、前に招いてくれたホストを客として招待する。ニュージーランドの先住民マオリ族は、モノを媒介して「ハウ」と呼ばれる力が移動すると述べている。部族の健康な運行をハウが支えるため、贈与の循環が途絶えないよう責任をもって守られた。世界は人智と、人智を超えたハウによって閉じている。

モノの科学

人類が経験したことのない長寿社会を実現し、一〇万年前からは想像もできないスピードで情報が飛び交う現代では、進歩思想と近代科学の影響を受けながら資本主義が支えられている。物理化学も生物学も経済学も、モノの法則と性質に基盤を置く。物質的であるためには、物理法則に則って、デカルトが発明した座標平面上に関数で描画できる必要がある。そのため、あらゆることがグラフ化されるようになった。たとえばマクドナルドの売り上げ、大学入試までの偏差値の推移、台風の進路予想、人工衛星の軌道曲線、七五g経口ブドウ糖負荷試験の血糖値変化など。それは、こうした〝形なきもの〟はすべて、物質的なものに置き換えることが可能という建前に従っている。まさに、人智のなかだけで閉じた世界観だ。

一方、私たちが生きる世界には物質ではないものも満ちている。インターネット上にあふれている情報は、それら形なきものに科学的な偽装を施して表現する。たとえば夫婦喧嘩、DV、ひきこもり、舌鼓、生きがい、花鳥風月といったものは、操作的基準（該当する項目がいくつ以上あるかによって判定するもの。七五dB以上の音量で、一五分を超えて、週三回以上言い争う、という基準を満たすと「夫婦喧嘩」、というように）やチェックリスト、フローチャートなどを使うと、グラフになじむように実体化できる。まるでデカルトの教えにできるかぎり忠実であろうとするかのようだ。

そんなモノとモノもどきにあふれた現代であっても、目を凝らすと随所に一〇万年前の名残が潜んでいるではないか。進歩思想によれば、それは未熟で正しくなかったはずなのに。たとえば、バレンタインデーに贈るチョコレートに値札は付いていない。お歳暮やお中元の品も、価格が表示されない。まるで、価値がわからないものほど贈与品として高く位置づけられたポトラッチのようだ。ホワイトデーは、バレンタインから一ヵ月の間隔を空けて設定されている。あたかも、マオリ先住民が贈与の日からお返しの日までの間隔を空けたように。人智のなかだけで閉じていたはずの世界のそこかしこに、人智を超えた意味の世界がひっそりと息づいているではないか。

螺旋のように

東京スカイツリーは高さ六三四m。地上六〇〇mの広州塔をおさえて、世界一高いタワーとしてギネス世界記録に認定されている。地上四階から第一展望台まで、分速六〇〇mの四〇人乗りエレベーター四台をハイテク制御で稼働させる技術は、世界トップクラスだ。まさに、進歩思想の粋を凝らした最先端のテクノロジーが結集されている。

ところが、この世界最高水準のテクノロジーが一〇〇〇年前の技に支えられているのだ。たとえ

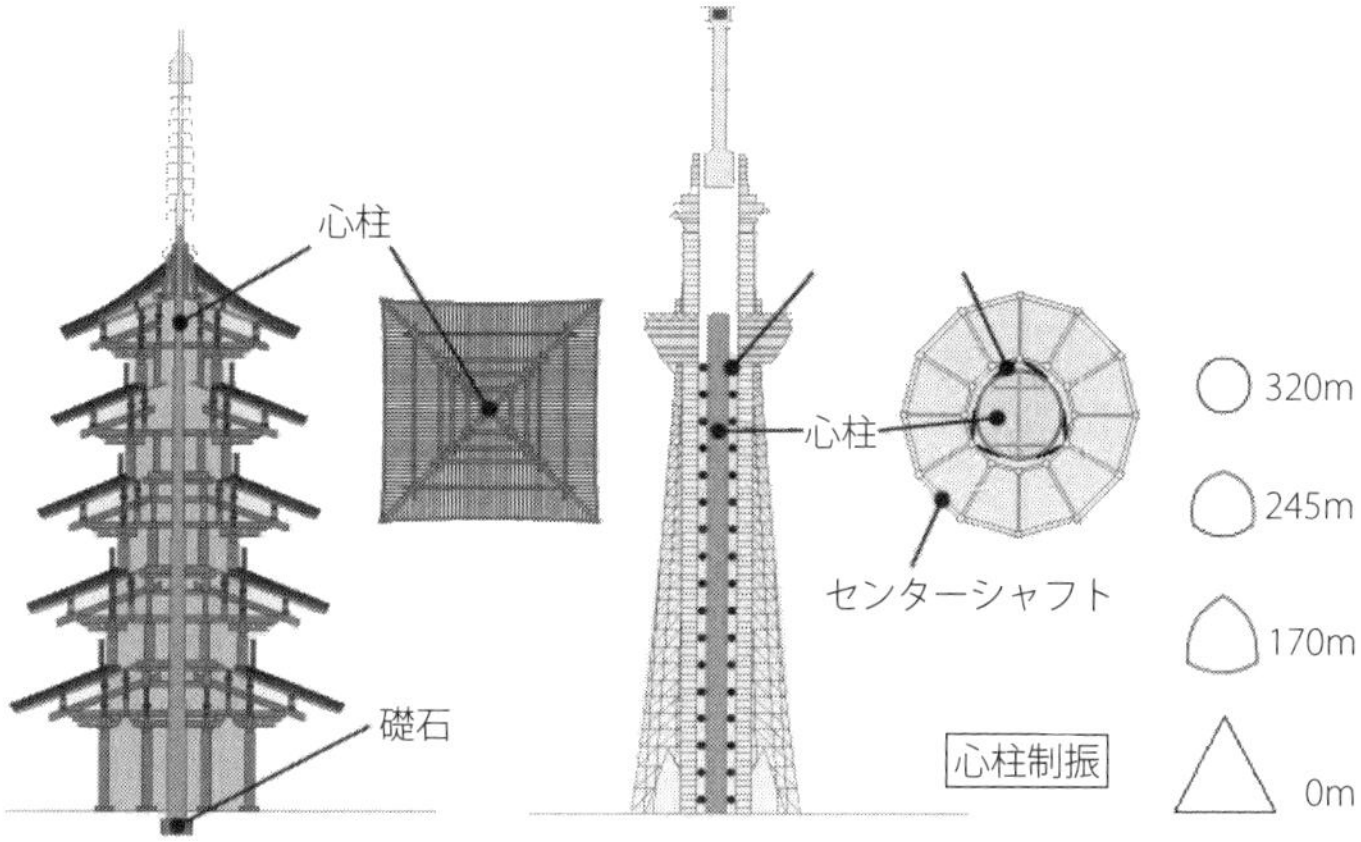

五重塔（左）、スカイツリー（右）ともに心柱制震構造をとっている（http://www.alumi-world.jp/special/skytree.html）。右端はスカイツリーの切断面形状。

図9-2　五重塔とスカイツリーの構造

ば、スカイツリーの切断面形状は、位置によって異なっている。一番低い位置では正三角形なのだが、一七〇mの位置では丸みを帯びた三角となり、三二〇mで完全な円形へと変わる。日本刀の緩やかな反りの曲線を活かした日本の伝統建築の発想が活かされているためだ。そのため、見る方角によってタワーは傾いているようにも、裾が非対称になっているようにも見える。さらに、塔内部は円筒形の構造が外壁から独立しており、地震などの揺れをおさえる制震構造をとっているのだが、これは五重塔の内部にある心柱と同じ構造になっている（図9－2）。こんなにもハイテクを結集したスカイツリーに、日本刀や五重塔の知恵が隠されているのだ。

八六歳になる終末期の父を介護していた頃のことだ。大型連休に七歳の娘を連れてスカイツリーを訪れた。まもなく別れがくる父と、このあいだ来たばかりの娘。展望室から荒川のかなたに東京湾を見渡していた時のことである。その時の感覚を、まだはっきりと覚えている。どうして突然そんな考えが浮かんだのかわからない。その時もわからなかったし、今もわからない。ただ、一万年以上前に、隅田川界隈が湿地帯だった頃からのヒトの連鎖がはっきりと感じとれたのだ。我々は、大陸を移動しながら環境を作り変え、それに適応する形でソフトを幾重にもアップデートしてきた。その結果、数世代前からは想像もつかないような世界に生きているわけだが、そこには位相を変えてもとの立ち位置へと戻る螺旋の哲学が生きていた。一〇万年前の僕らの祖先は、今とずいぶん見え方が違う。それでもなお、それらは位相の違う僕らの写し絵にほかならないのだ。

＊

この章では、地球の四六億年の歴史から我々の脳について考えてみた。人類はどれほど文明化しようとも、常に乗り物としての物質的身体の制約を受ける。その身体と脳は一〇万年の間あまり変化がないことをみた。次の章では、家族の成り立ちに触れながら、数学がベースとなった科学と近代化を享受している我々が、実は自分たちが信じているほど科学的な存在ではない――数学的表現ができない――ことについて考察してみよう。

第10章　家族と倫理の起源

こんなにも静かな朝があっただろうか。もはやこの冬は明けることがないのかとさえ思うほど、今年の寒さは厳しかった。春の陽射しで木々の芽は眩いまでに輝き、昨夜までの冷たい雨は雫となって梢にきらめいている。あまりにも穏やかな朝日を浴びて、私は無防備なまでに心地よく放心さえしているではないか。真っ青に映った水たまりに浮かんだ雲はゆったりと流れ、見上げれば朴の木の幹からほのかに湯気が立ち昇っている。今年初めての南風は、湿り気を帯びた土の薫りがした。

時おり春風にふくらむ土の薫りを愉しんでいたら、ふと、二〇年前に嗅いだボルチモアの南風の匂いを思い出した。あれは、留学してもうじき一年が経とうとしていた頃のことだ。東京とほぼ同じ気候と聞いていたはずのボルチモアが、その年に限って大雪が降り、例年より寒さがひときわ厳しかった。その厳しい冬も終わる頃、初めて南風の薫りを嗅いで、渡米して季節が一巡りしたことに気づいたのだ。一年前、この春の薫りのなかで留学生活が始まった。成田から中継地をはさんで一三時間のフライトの最後、旋回する飛行機の窓から夕暮れのボルチモアのおびただしい街灯りを見下ろした時の、気恥ずかしいまでの気負いや不安を思い出す。あれから、健康保険の契約、銀行口座の開設、アパートの入居、運転免許の取得など、こまごまとした手続きに心許ない英語で挑んできた。しかもだ、地震や大火でさえ微塵も揺らぐことなどない日本の堅牢な官僚システムと違い、出たとこ勝負としか言いようがないほど、かの地の事務処理は再現性が低かった。最初の数ヵ月は適応的躁状態で乗り切れたが、次の数ヵ月は日常が悲観的色彩に塗り固められた。まわりの同僚留学生たちに、国粋主義的防衛機制か、丸投げ的親米主義のどちらかにとらわれる留学神経症がみられたのもこの時期だった。

だからこそ、不意打ちのようにして春の薫りを鼻腔へ吸い込んだ時の感動は、あれから二〇年も経とうというのにいまだ鮮烈に蘇る。あの時、一年前の記憶を呼び覚まそうとするかのように何度も深呼吸しては、暖かな春の潤いを帯びた風を胸いっぱいに吸い込んだものだ。見慣れた米国立研究所の駐車場が、一年前にはなんとも心細く、しかも気負いと緊張に満ちて映ったではないか。スキップしながら自家用車に飛び乗ると、あえて窓をいっぱいに開け放ってからエンジンをかけた。カーラジオの国営公共放送（National Public Radio）から、Phil Collins の Sussudio が聞こえる。アクセルを踏み込むと、春風を切ってボルチモアの街並みが流れた。とにかくよくここまで来たものだと無条件に自分を称賛すると、うきうきしてしかたがなかった。

家族の起源[1]

チャールズ・ダーウィンは、一八五九年に『種の起源[2]』を発表した。限りある資源をめぐって同種個体間で葛藤が生じ、子孫を多く残した個体の特徴が世代を超えて受け継がれるとする「自然選択」と「適者生存」を示し、いわゆる進化論を展開したのである。その一二年後には『人間の由来と性に関連した選択』[3]のなかで、人間も進化の産物であることを論じ、環境要因で説明できない特徴は異性をめぐる葛藤の所産であるとする「性淘汰」という概念を作った。

『種の起源』の四年後、ダーウィン進化論の擁護者である――ダーウィンの番犬とさえ呼ばれた――トマス・ヘンリー・ハクスリーは、人間と類人猿の中間にある「古人類」の概念を提唱した。それはのちにネアンデルタール人と呼ばれるようになる[4]。ただし、ハクスリーに動物と人間の社会をつなぐ発想はなく、そもそも動物に社会があるとは当時誰も思いつかなかった。

人間の社会に対する見方に初めて動物の進化の視点を持ち込んだのは、アメリカの文化人類学者ルイス・ヘンリー・モーガンだった。モーガンは一八七七年に『古代社会』[5]を発表し、進化論を家族の成立過程に適用し、いわゆる社会進化論を展開した。モーガンは、原始乱婚から母系氏族が生まれ、さらに家父長的一夫多妻を経て核家族へと人間の家族が進化したと論じたのだ。一夫一婦婚は、財産とその相続に関する法律の制定により、古代ギリシア・ローマ時代に初めて成立したと考えた。社会進化論は進歩した文化と劣った文化が存在するという考えをもたらしたため、のちの優生学や人種差別に発展する芽を作ってしまう[1]。

一方、フィンランドの人類学者エドワード・ウェスターマークは、一夫一婦婚がすべての民族に普遍的にみられるとして、モーガンの原始乱婚起源説を批判した。ウェスターマークは、一八九一年に『人類婚姻史』[6]を発表し、類人猿の雌雄が交尾期を終えても配偶関係を維持することを指摘して、一夫一婦婚が類人猿から人間へ生物学的連続性をもって受け継がれたと主張した。

ところが、現在ではウェスターマークの一夫一婦婚起源説は否定されている。なぜなら、人類に最も近いはずのチンパンジーやボノボが乱交乱婚の社会形態をもつことや、ヒトでもアフリカで妻が夫の父系氏族に入らない例、アジアで兄弟が妻を共有する一妻多夫婚の部族や、カリブ海で父親不在の家母長制家族の存在などが発見されたからである。

家族と群れの両立

人類は地球上に生存する三〇〇種あまりの霊長類の一員であり（図10－1）、人間の行動には霊長類の生理学的特徴に由来する進化の跡がみてとれる。人類の社会性の起源をサルに探ろうとする霊長類学は、世界に先駆けて日本で誕生した。なぜ日本かという第一の理由に、日本の宗教観がキリスト教圏のように人間と動物の間に明瞭な境界を設けなかった点が挙げられている。[1] もう一点理由を挙げるならば、欧米には野生の霊長類が暮らしていないが、日本にはニホンザルという土着の霊長類が生息していたことがある。

京都大学の今西錦司は、人間家族の成立条件としてインセスト・タブー、外婚制、コミュニティ、分業の四つを挙げた。ニホンザルでは、オスだけが移出入する外婚がすでに確認されている。同じく京都大学の徳田喜三郎は、ニホンザルとマカクにおいて母親と成熟した息子の間で交尾が起こらないインセスト・タブーを発見している。日本モンキーセンターの河合雅雄と水原洋城は、ゴリラ

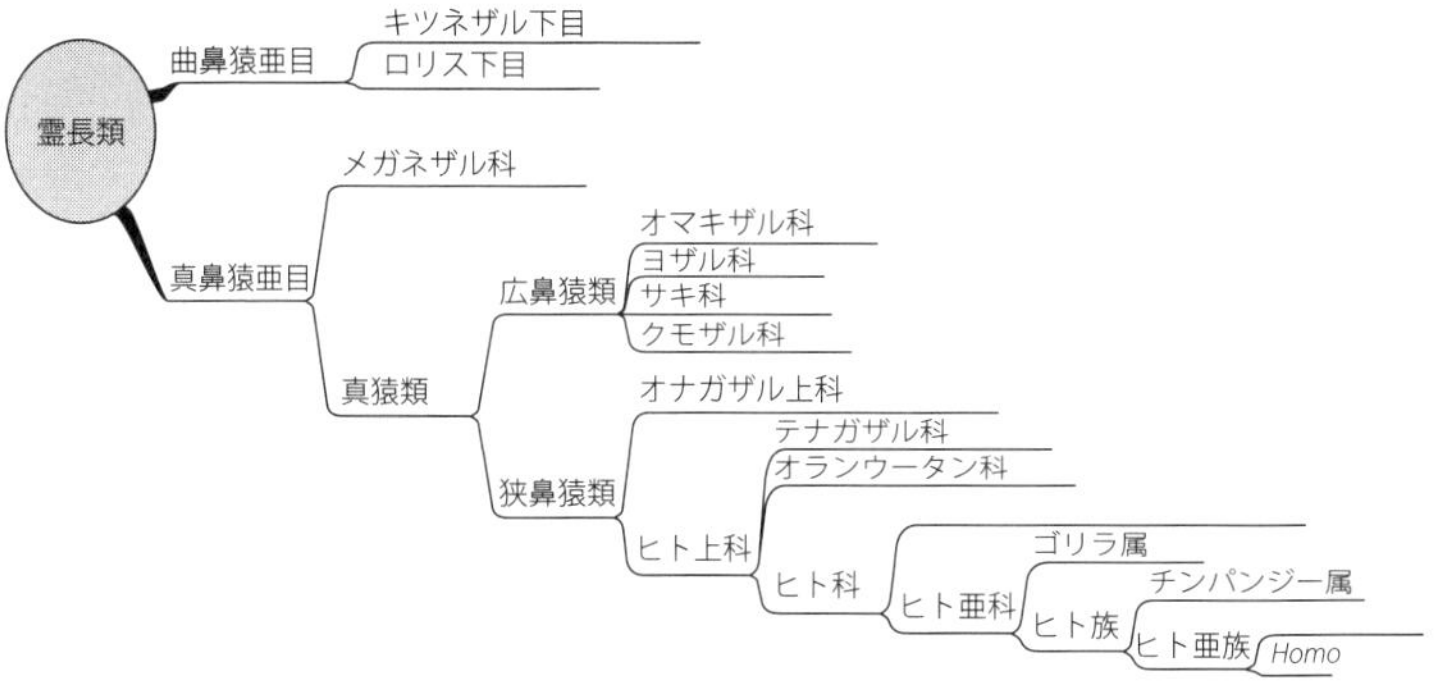

図10-1　霊長類の系統樹

が他集団と縄張りをかまえて拮抗し合う関係にない「近隣関係」を結び、インセスト回避もある「類家族」を形成することを見出した。思春期を迎えたゴリラの息子は親もとを離れ他集団に入り、娘は親もとを離れずに外から加入してきたオスと配偶関係を結んでいる事実が確認されたのだ。これらから、今西は、祖型人類において父親たちは娘が配偶関係を結んだ若い男と共存し、さらに多くの男たちが互いの配偶関係を侵害せずに共存する倫理をつくって、排他的な家族生活を共調的群れ社会に取り込み、サル時代からの課題を解決したと考えた。

食をめぐる社会

現代人の脳は、体重の二％の重量しかないにもかかわらず基礎代謝の二〇％をも消費している。一方ヒト以外の動物では、脳のエネルギー消費は一〇％以下である。成長期のヒトの子どもの脳にいたっては、基礎代謝のうち実に四〇〜八五％ものエネルギーを消費する。脳のエネルギーを確保するために、人類の消化管はほかの霊長類の半分程度の長さに進化したといわれている。食物の消化効率を高めることで、胃腸にまわしていたエネルギーを脳に費やすことができるようになったと考えられるのだ。また、人類は火を用いることで肉を消化しやすくし、イモ類の毒性も解消したと推測されている。いずれにせよ、霊長類にとって食物とエネルギーの確保は生存戦略の大きなテーマだったのである。

進化の系統樹をみると、チンパンジーとボノボは人類に近い種であることがわかる。食物の分配行動もこの二つの種で最も頻繁に観察されている。チンパンジーではオスから、ボノボではメスから他個体へ食が分配される。これは、チンパンジーではオスが、ボノボではメスが社会的に優位であることを示している。彼らの社会的地位は仲間の支持によって維持されるため、食の分配によってそれを得ているとされる。タンザニアのチンパンジーでは、肉を手にしたオスがそれを見せびらかすようにして食べる行動が観察されている。肉に注目を集めてからそれを分配することで、自分の権威が高まることを知っているからだ。

ここで、人間とチンパンジーには決定的な違いが存在する。それは、人間は自分から積極的に分配するが、チンパンジーは乞われなければ決して分配しない点である。さらに、獲物を得た人間の他者に対する態度にもチンパンジーと違いがある。たとえば、アフリカのピグミー系の狩猟採集民は、獲物を分配する際に直接手渡しすることを避け、子どもを使って渡すか、地面や屋根の上に置く。決して自慢げに振る舞ったりしないのだ。

カラハリ砂漠のブッシュマンも、獲物を持ってきたハンターに対し、キャンプの者は獲物が小さいとか獲るのに時間がかかりすぎたなどと散々けなし、ハンターは黙ってそれを受ける。こうしたピグミー族やブッシュマンの行動は、獲物の取得者に権威が集中することを避け、平和社会を維持するためと解釈されている。

性と匂い

リスザル、アカゲザル、ニホンザル、ベニガオザルでは、メスの膣分泌液にカプリンと呼ばれるフェロモンが多量に含まれていて、それがオスの発情を促す。カプリン分泌を促すメスのエストロゲン（女性ホルモン）の量は交尾期に限って増加し、非交尾期には低いレベルに抑えられている。交尾に季節性のない種では、メスの月経周期にしたがってエストロゲンが変動し、オスはメスの発情によってテストステロン（男性ホルモン）の量を増加させる。

フェロモンは身体に生理的影響を与える分子であり、揮発性で空間を飛ぶ性質をもつ[7]。揮発性で空間を飛ぶ低分子化合物とは、すなわち匂い物質である。匂い物質は単体で存在するわけではなく、たとえばジャスミンの精油には約一五〇種、コーヒーには約五八〇種、酒にも数百種類の匂い物質が含まれている。これら低分子化合物は、鼻腔に入ると嗅上皮を覆っている嗅粘液に溶け込む。なぜなら、嗅粘液は嗅腺や鼻腺の分泌液で、シトクロームP450などの酵素たんぱくを含んでおり、それらが匂い分子の構造を変化させた後、嗅覚受容体と結合させるからだ。匂い物質が結合した嗅覚受容体は、細胞内の活性物質（サイクリックＡＭＰ：ｃＡＭＰ）を刺激する。すると、ｃＡＭＰが周

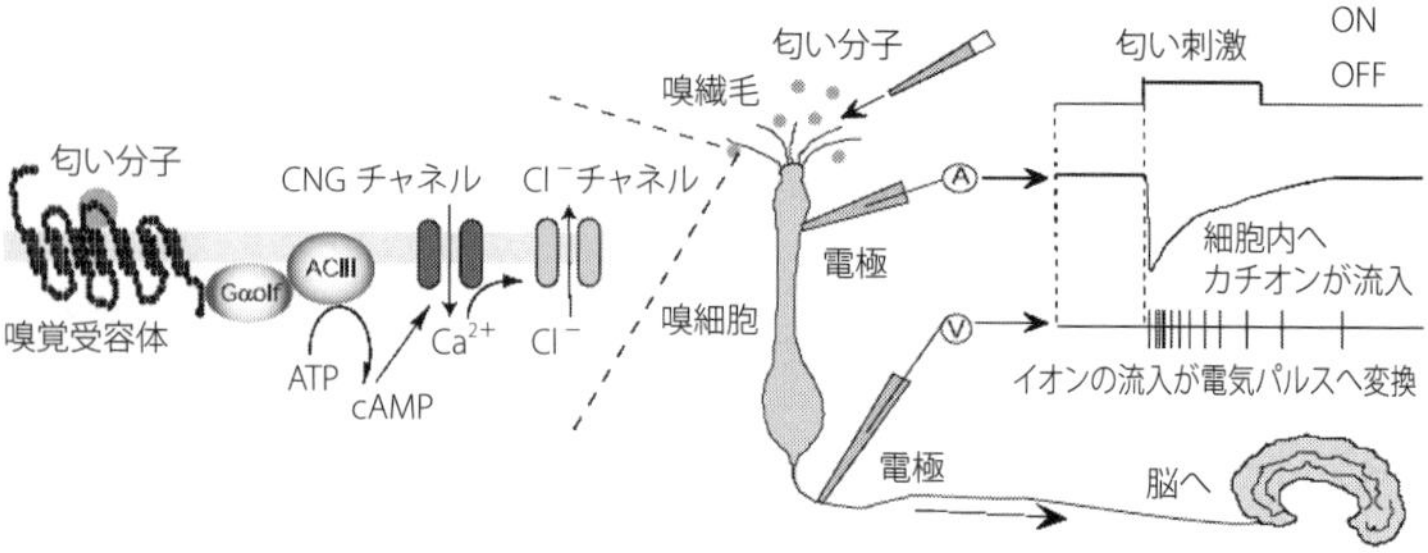

図10-2　嗅神経細胞における化学信号から電気信号への匂い情報変換メカニズム（文献8）

辺のチャネルを開けて細胞外のプラスイオンを細胞内へ流入させる。この結果、細胞膜の内側と外側で電位差を生じるため、嗅神経細胞が電気的に興奮して電気信号を発生させ、それが脳へ運ばれ匂いが感知される[8]（図10－2）。まるで「風が吹けば桶屋が儲かる」のような連鎖反応が、カプリンを吸い込んだオスザルの脳内で生じ、それが交尾行動を誘発するのだ。

匂いのからくり

嗅神経細胞の電気信号は一次中枢である脳の奥——嗅球——へ到達すると、二次神経に受け継がれてさらに脳の奥深く——扁桃体、視床下部——へと運ばれ情動を発生させる。一方、二次神経経由で嗅内野に達した電気信号は記憶を喚起し、また、前嗅核、前梨状皮質へ運ばれるとイメージが想起される。まさに、ボルチモアの南風に含まれた湿り気を帯びた低分子化合物が、私の嗅粘膜で電気信号となって視床下部では嬉しさを喚起し、嗅内野で留学当初の苦労の記憶を、前梨状皮質では不安に満ちた駐車場のイメージを発生させたというわけだ。

ところで、匂い物質が食べ物を咀嚼する過程では、喉越しに裏側から鼻腔内に入り込むルート（retronasal olfaction：後鼻腔性嗅覚）が発生し、これが風味に相当する。なるほど、だから鼻をつまんで食べると味がわからなくなるわけだ。ちなみに、鼻先から直接入る匂いをorthonasal olfaction（前鼻腔性嗅覚）と呼ぶ。

東京大学の東原和成は、鼻腔内の匂いの拡散を流体力学でシミュレーションした。マウス鼻腔の連続断面画像から鼻腔の三次元形状空間モデルを構築し、数値計算用のメッシュを作成、非圧縮性の流れとみなして、空間離散化には有限体積法、時間進行法はオイラー陰解法を境界条件に用いた[7]。このシミュレーションにより、orthonasalとretronasalの呼吸周期と流速を自在にコントロールして呼吸と嗅覚の関係を厳密に調べている。まさに、デカルト的物理化学が不安や気分といった情動、交尾といった行動を制御しているのだ。

このような分子ドミノが我々の鼻腔から脳までの道のりで生じ、たとえばグレープフルーツの薫りはアドレナリンの分泌を促すために脂肪細胞燃焼効果をもたらしたりするのだ。ここに、フェロモンとサルの発情との関係のアナロジーをみることができるのだが、実はヒトには分子ドミノに逆らう心理要因が存在する。たとえば、あれほど愛おしかった恋人の香水は、別れたとたんに大嫌いな匂いとなる。ラベンダーの薫りの鎮静効果だって、そもそもラベンダーが嫌いな人では成立しないのだ。

数学化と単純化

近代科学は複雑にみえる現象を、より単純な系に置き換えて理解する方法を発展させてきた。霊長類の比較的単純な行動原理によって、人間の行動や社会を理解しようとする方法もそれである。しかし、ヒトには単純な還元主義になじまない非要素的構造——倫理意識や心理機制など——が存在する。そのため、食行動やフェロモンだけで直接決定されない社会が形成されたのだ。

以前、デカルトが数学を重視したことも近代科学を発展させたと述べた。デカルトは三次元の座標軸を考案することで、物体の運動を数式で表記・計算できるようにした。探査機を二年かけて火星まで飛ばして、きちんと地球まで戻ってこさせられるのも、座標と数式を使って軌道が計算できるからだ。さらに、数学は物理化学のみならず、経済学、気象学、生物学とあらゆる分野を発達させた。そのせいで、数学的発想が社会のすみずみまでいきわたり、先進国では生産性・効率性が重視されるようになったのだ。生産性とは、売り上げを分子に置き、分母に置かれるものをコストと位置づける発想である。すると、原材料費や消耗品費とならんで人件費もコストと考えられるようになる。ここに、分母を小さくして分子を大きくする価値観が生まれる。たとえば、外食産業で売り上げを増やすために客の回転率を上げようとして、椅子を長時間滞在するには不向きなデザインにする発想——マクドナルド化——も、分子を大きくする価値観だからこそ意味をなす。

近代科学はデカルトの提案を忠実に守って物質のみを探究した結果、ここまでの発展を遂げた。

私たち人間はたんぱく質というまぎれもない物質を乗り物にして生きているからこそ、それらの恩恵にあずかることができたともいえる。しかし、人間は物質のみからなる存在ではない。たとえば、脳のどこを探しても「尊厳」というたんぱく質は見つからない。「倫理観」という化学反応もない。私たちは、コストとして節約される対象でもなければ、能率・能力のみで価値判断される存在でもなかったはずである。

能力・能率主義の果てに

かつて優生保護法という法律があった。障害を次の世代に残すことは不幸であるとして、障害者に不妊手術が施されたのだ。数学的な価値観のみが支配する社会では、生産性の低い人はコストと考えられる。相模原やまゆり園事件の犯人の発想と、人件費をコストと考える価値観は、ともに数学的経済原理や優生思想と地続きの関係にある。

私たち人間は、たんぱく質という物質を乗り物にしながら、数学でもフェロモンでも説明がつかない尊厳や倫理観をもつことのできる、かけがえない存在としてこの世に生まれ落ちた。二〇一四年に、記銘力が衰えた認知症の高齢者のほとんどで、胃ろう手術の同意・拒否の意思表示が確認できたという論文が発表された[9]。意思表示がほとんどできないまでに重篤な障害をもっていたとしても、人権の観点から支援を受ける権利を有するのであって、彼らはチャリティを施される支援を待ち望む存在ではなかったはずである。精神科治療の目標の一つとして「働くこと」が重視されているが、これもまた能力を高め生産性を高める発想に裏打ちされた目標設定ではなかろうか。

岡倉天心は『茶の本（*The book of tea*）』のなかで、茶道の「侘《わ》び」をimperfect（不足の美）と訳した[10]。一方、「寂《さ》び」は、銅に生じる錆を意味するpatina（緑青《りょくしょう》）と訳されることがあり、古びたもの、老人の味わいに通じる美意識である。茶室に飾られる香合《こうごう》は、茶室で焚く香を入れる器であるが、同時に香合そのものが鑑賞の対象ともなる。秀吉が好んだ黄金の茶室で行う大名茶がperfectを目指した美であるとするなら、利休が愛したimperfectな香合に美しさを感じる心こそが器量であり、能力主義やコスト意識と対極の発想にほかならないのだ。

＊

この章では、家族の生物学について考察してみた。生物学は複雑にみえる現象を単純化した系で説明する点に重きを置いたが、その単純化になじまないものが人であることを、倫理意識や侘びの心を引いて示した。次の章では、ほかの動物と異なった人間のもつ暴力性の起源についてたどってみよう。

第11章　戦争と平和の考古学

明治から続いた父の実家には、庭先に手押し式の古い井戸や崩れかけた小さな石祠《せきし》が立っていた。母屋の裏手にあった粗末な納屋に入ると、子どもの手では持てないほど大きくて重たかった鉄鋤や鍬、かがめば自分の身体がすっぽりと収まってしまうほどの大甕《おおがめ》、錆びて穴だらけの六角柱の焼夷弾などが出てきた。陸軍の練兵場が近かったせいだろうか、三八式歩兵銃の銃弾を見つけたこともある。幼い頃は古黴と埃が立ちこめた納屋によく一人で籠ると、それらを嬉々として発掘したものだ。

庭隅の草深い窪みに、祖父が一人で掘ったと言い伝えられた防空壕があった。ふだんはトタン板で覆われて、炭酸ガスが溜まっているからとか崩れるかもしれないからといった理由で、祖母から近づいてはいけないと言われていた。だから、何かの折りに叔父がトタンをどけた時、私は走り寄ると叔父の背後から息をのんで壕を覗き込んだ。四畳半ほどの広さに掘られた立方体の土壁は湿り気を帯びた黒土で、底のほうは暗くてほとんど見えず、崩れ落ちた泥土らしき陰影の凹凸を感じるのがやっとだった。祖父は日曜ごとに一人でそれを掘り続け、休憩時には配給のビールを大切に飲んでいたという。

父から幾度か東京大空襲の話を聞いたことがある。「畳二畳分くらいの大きさ」に見えたB29が「パイロットの顔が見える」ほど低空で軒先を通り過ぎると、「束ねられた焼夷弾が空中で勢いよくほどけ開いて」落ちてくる。天井や側壁を突き抜けた焼夷弾から、「ゴム糊のような液体がぱっと飛び散って」家具や襖に張りつくと、それらは「まるで青白い生き物のように」メラメラと炎をあげていく。「隣組の防火演習」などまったく役に立たず、「バケツで水をかけた」がすぐに諦めた。姉と小学校まで逃げたが、「眉もまつげも焼け焦げて」なくなってしまったという。

雑草に包まれた防空壕の闇に眼を凝らしていると、父がよく口真似したB29の爆撃音が聞こえてくるような気がする。下町を中心に一〇万を超える命が失われたことを知るのは、ずっと後になってからのことだ。それでも少し怖くなった私は、叔父の背後で振り返るとそっと手を合わせる真似をした。そこには、原形を留めぬほど風化を受けた、陽刻されたはずの石祠のなかの祭神が、まるで壕を見守るかのように立っていたからだ。

備蓄と暴力

ケンブリッジ大学とトゥルカナ盆地研究所の共同チームは、戦争の起源を示唆する衝撃的な論文を二〇一六年のネイチャー誌に発表した。[1] 彼らは、ケニアのトゥルカナ湖西部のナタルクと呼ばれる丘陵地帯で二〇〇mにわたって二七名の受傷人骨を発掘し、遺体の年齢・性別と外傷の詳細を調

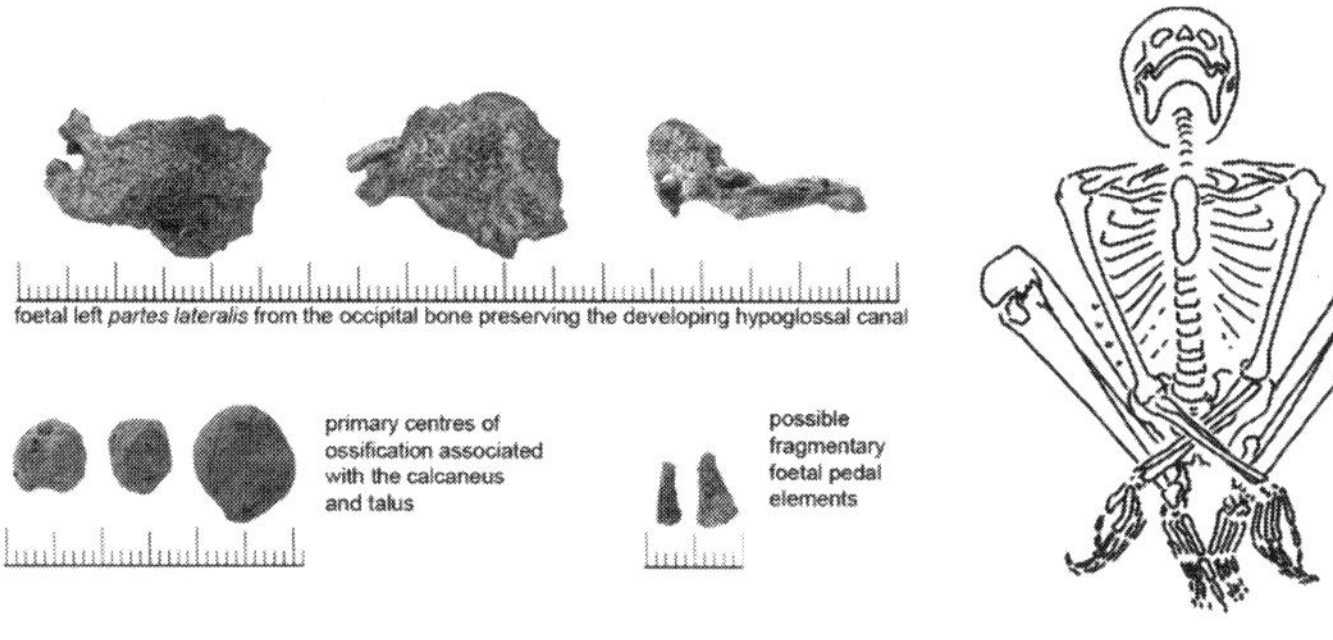

図11-1　ナタルクで発掘された受傷人骨（文献１）

査した。保存状態が比較的に良好で全身の骨格が検討可能だった一二体において、六例は鋭利な武器——おそらく矢尻——による頭頸部の損傷、二例は両膝関節が機能できないまでに破壊されたことで死に至り、二例は右手に、一例は肋骨に多発性骨折を負っていた。明らかな外傷を認めなかった二例は、両上腕を交差させた状態（図11－1右）——両手を縛られていたのだろう——で発見されており、時間をかけて死を迎えさせられた可能性が推定された。頭頸部の受傷者はほぼ即死と判定できる致命傷だったことから、襲撃した集団は当初から殺害を目的としていたことがわかる。しかも、なかには手足を縛られた状態の妊婦らしき女性や六歳未満と推定される子どもも含まれており、集団による大量虐殺だったといえる。右の手骨《しゅこつ》に多発性骨折を負った女性は、振り下ろされる凶器に利き手をかざして抵抗した時に——もしかすると命乞いをしたにもかかわらず——受傷したのかもしれない（表11－1）。女性と子どもを連れた三〇人ほどの一族の、恐怖に満ちた悲痛な叫び声が聞こえてはこないだろうか。

放射性炭素年代測定法——炭素14（通常の炭素の分子量は12）の半減期が五七三〇年であることを利用した、分子量の比率による

表11-1　頭部以下の骨が20%以上残っていた個体12例の受傷状態（文献1）

個体識別番号	性別	年代	外傷の種類とほかの特徴	該当部位
WT71251	男性	成人	頭蓋骨内への射入物	頭部
			右側頭頂骨の貫通傷	頭部
			膝関節に可動困難を生じうる骨折	膝
WT71253	男性	成人	鈍器による左側頭骨傷	頭部
			頸椎の貫通傷	頸部（2ヵ所）
WT71254	女性？	成人	前頭骨への貫通傷	頭部
			下顎骨の鋭利な傷	頭部
			手骨骨折	手
WT71255	女性	成人	両手の緊縛？	両手
			妊婦か出産直後	
WT71256	女性	成人	頸椎の貫通傷	頸部
			手骨骨折	手
WT71257	男性	成人	鈍器による左側頭骨傷	頭部
WT71258	男性	成人	胸腔内への射入物	胸郭
			両手の緊縛？	手
WT71259	女性	成人	多発性肋骨骨折	肋骨
			膝関節に可動困難を生じうる骨折	膝
			左足の不自然配置（足関節破壊）	足
			両手の緊縛？	手
WT71260	男性	成人	両手の緊縛？	手
WT71263	男性	成人	前頭骨への鋭利な傷	頭部
WT71264	男性	成人	鈍器による左側頭骨傷	頭部
WT71265	女性	成人	鈍器による前頭頭骨傷	頭部

年代推計——から、これらの遺骨は九六八〇±八〇五年前のものと判定された。農耕牧畜の発祥が約一万～五〇〇〇年前とされているから、彼らは果実や獲物を求めて移動を続けた、狩猟採集時代が終わろうとする頃の集団だった可能性が高いと考えられる。トゥルカナ盆地研究所のミラゾン・ラールらは、トゥルカナ西部は肥沃な土地であり、食物の保存に使用されたと考えられる大甕なども出土していることから、食料の備蓄が試みられ移動が難しくなり始めた頃の集団だったとしている。

考古学や民俗学的研究の結

果、狩猟採集民の間では大きな格差が生じにくいことと対照的に、農耕と定住化は貧富の差を生み出してきた事実が明らかにされている。そこから、定住革命が始まろうとしていたナタルクにおいて貧富の差が発生し始めていた可能性があり、それが大量殺戮と関連したのかもしれないと推定された。農耕と定住化が生活のかなりの部分を防衛や安全保障に割かざるを得なくさせた歴史的事実と、一万年前のナタルクが直面していた状況が酷似していたのではないかとラールはいう。彼らは、ナタルクの虐殺（massacre）は、資源――縄張り（territory）、女性、子ども、食料備蓄――の発生によってもたらされたと述べ、一万年前のナタルクからその後に誕生する初期の戦争までのプロセスにおいて、暴力には常に社会経済的問題がかかわったとしている。

遺伝的にプログラムされた行動

オランダの動物行動学者ニコ・ティンバーゲンは、トゲウオ科のイトヨの繁殖行動を観察して、動物が本来遺伝的にもっている行動が特定の刺激によって特異的に引き起こされる現象を発見し、「解発《かいはつ》」という概念を打ち立てた。イトヨのオスは繁殖期になると、喉から腹部にかけて赤色の婚姻色を発現させる。オスは縄張りで巣を作りメスを誘い込む一方、侵入してくるオスに対しては激しい攻撃行動を示し、縄張りから追い払う。ティンバーゲンは、イトヨと形態が異なる模型を繁殖期のオスに提示した。すると、イトヨと形が違うにもかかわらず、模型の腹部を赤に着色した場合に攻撃行動が誘発された。一方、模型の形態をイトヨに似せても、背中を赤に着色すると、攻撃行動は誘発されなかった。このことから腹部の赤色が攻撃行動を誘発するよう遺伝的にプログラムされているとし、これを「解発」と名づけた。

ティンバーゲンらとノーベル生理学・医学賞を共同受賞したコンラート・ローレンツは、この解発を人間の攻撃行動にも当てはめ、戦争の説明を試みた。(2) 動物には、攻撃行動が解発としてあらかじめDNAにインストールされているが、同時に同種間の攻撃性を抑止する機構も遺伝的にプログラムされている。たとえば、相手に傷つけられやすい腹部をあえて上に晒してみせると、相手の攻撃行動に抑制がかかって過度の攻撃で致命傷を負うような事態が回避される。ところが、人間は武器のみを発達させたため、抑止機構を進化させないまま戦いが拡大してしまった。その結果、世界中で戦争や暴力が頻発しているというのだ。

また、攻撃性の遺伝的プログラムはチンパンジーまで遡れるとする説も生まれた。ヒトはチンパンジーとボノボの共通祖先から、約七〇〇万年前に分岐進化したので、ヒトの行動にはそれらの一部が受け継がれたと考えたのだ。タンザニアでチンパンジーの狩猟行動を研究したクレイグ・スタンフォードは、チンパンジーの「狩猟」がオスに偏ってみられる点に注目し、それがメスをコントロールする繁殖戦略として理解できるとした。(3) またスタンフォードと同じくタンザニアで研究をしていたリチャード・ランガムらは、チンパンジーが血縁の近いオス同士で協調してテリトリーをパトロールし、他集団の縄張りに侵入してよそ者のオスを殺してしまう行動に注目した。そして、こうした行動は豊かな土地とメスを手に入れる繁殖戦略として理解できるとし、人間の集団間の抗争にもつながる特徴であるとした。(4)

このように、人間の戦争――同種間殺戮や残虐性――を遺伝的にプログラムされた行動として理解し、武器を用いた狩猟技術の向上が人間の攻撃性を高めたとする説が形作られたのだ。

狩猟採集生活と平和

現在では、ヒトの攻撃性が遺伝的にプログラムされているというローレンツの説も、狩猟行動に同種間殺戮の起源を求める説も否定されている。たとえば、フィンランドのダグラス・フライらが狩猟採集民の殺人事例を検証して、狩猟と暴力の関連を否定した二〇一三年のサイエンス誌の論文を紹介しよう。[5] 文化人類学の領域には、世界の狩猟採集民一八六部族に関する膨大な記述データを収めた標準比較文化サンプル（SCCS：Standard Cross-Cultural Sample）[6] が用意されている。フライらは、このSCCSを用いて二一部族を解析し、一四八件の殺人事例を検討した。その結果、六二％は戦争の定義――集団が連帯して他集団に致死的攻撃を仕掛ける――に該当せず、半数（一四八件中七四件）が個人的な事件、たとえば女性をめぐる競合や親族内の葛藤によるものだった。しかも、二一部族中一〇部族にはそもそも殺人事例がまったく存在しなかったのだ。殺人ゼロの社会。世界中でテロが頻発し、内戦と難民問題にあえぐ現代の西欧社会からみるとにわかには信じがたい民族環境である。その後もさまざまな研究成果が蓄積されるにつれ、武器を用いた狩猟が人間の攻撃性を増加させたとか、狩猟が男性の繁殖戦略として部族内の優劣――嫉妬や怨恨の発生源――を決定したという主張は信頼性を失っていった。

実は、狩猟民の行動習慣をよくみてみると、彼らがいかに細やかに食の分配に配慮して、権力や格差の発生を抑止したかがわかる。たとえば、タンザニアの狩猟採集民ハッザでは、獲物の肉の分配にハンターがかかわらないようにしている。また、イヌイットも肉は交換——駆け引きや交渉——ではなく分配されるものと捉え、しかも分配権はハンター以外がもつようにしている。コンゴ民主共和国のムブティ・ピグミーでは、大物を仕留めてキャンプへ帰ってきた時、興奮を悟られないようにして——槍の持ち方が少しだけ異なるらしいが——できるだけ静かに振る舞うのがハンターの慣わしとなっている。アカ・ピグミーでは、狩猟に出かける時、自分の槍を所有しているのにわざわざ他人の槍を借りる。さらに、獲物が調理され分配される場には、もとから所有していた自分の食料を持ち込むという。ブッシュマンでは、獲物を仕留めたハンターは尋ねられるまで成果を答えない。翌日になって獲物をもらった人々も決してハンターを称賛せず、獲物が小さいとか遠くまで歩かされたといった苦情を述べる習慣がある(3)。つまり、狩猟が付加価値をまとうことをできるだけ回避し、ハンターの権威化を注意深く阻止しようとしているのだ。

霊長類の多くは、群れ内部の優劣を反映させることで食にまつわる葛藤を解決してきた。たとえばチンパンジーが、オスによる肉の分配をメスの獲得や群れ内順位などを決める際の政治的手段として活用しているように。つまり、サルは食物のとり方に社会関係を反映させたが、狩猟民族はその影響を最小限に抑えることで、権力者と格差を誕生させない社会を作ったといえよう。彼らは、与えられる者が与える者から受ける負債のイデオロギーを敬遠し、食物を操作すること——贈与ではなく分配——によって、葛藤が先鋭化しない社会関係を作ったともいえる。

農耕革命と暴力

進歩史観――歴史は連続的に進歩するので過去のものほど劣っている――でみる習慣をもつ現代人は、人類の文明文化は改良され進化してきたので、狩猟採集生活、農耕牧畜生活、工業都市化生活と現代に近づくほど優れていると考える価値基準をもっている。しかし意外なことに、アフリカ・ブッシュマンのサン族の研究から、彼らの食料獲得効率が、第二次大戦前のヨーロッパの農民より高かったことが明らかにされた[7]。しかも、平均的な狩猟採集民の労働時間は一日たった二～四時間だったと推定され、かなり余暇に恵まれた暮らしぶりだったらしいのだ[8]。それに比べると、初期の農耕は狩猟よりはるかに長時間の重労働を強いるものであり、背骨や歯の疾病、貧血、ビタミン不足を抱える人が多く、寿命も短かったという[7]。

現代の狩猟採集民は一五〇人程度の居住集団を作っているが、この数こそが過度の所有を禁じることによって不公平な分配や富の偏在を阻止できる上限とされている[3]。ところで、熱帯雨林のピグミーや砂漠のブッシュマンは、数百から一千平方kmもの行動域をもっている。この広大な面積は、一五〇人ではとても排他的に守れるテリトリーではない。だから、彼らはそれを独占せず、隣り合う部族で共有し合っている。近隣の集団同士は、互酬性に基づく取引と婚姻による親族の再編成によって敵対的関係を回避している。

ところが、農耕の発明は土地の利用法を激変させた。なぜなら、農耕では、土地を耕して種をまき、肥料を与え雑草を取り除くなどの大変な労働を伴うからだ。収穫とは労働に見合った報酬にほかならず、労力を分担しなかった者と平等に分かち合うことはできない。農耕に適した価値の高い土地は、その所有権を明確化し、他者が侵入しないよう防衛する必要が生まれる。ここにほかの共同体との軋轢が必ず発生するのだ。農耕民の暴力による死亡率は、狩猟採集民の三倍に上ったという指摘もある(3)。

農耕民は、狩猟採集時代の一五〇人という共同体の上限を撤廃して共同体を拡大した。巨大な共同体を有する都市では、身内かよそ者かの区別もつかない他人がひしめいている。二度とすれ違うこともない見知らぬ相手から、ヤギのチーズを手に入れるチャンスをみすみす逃すことはできないといった発想も容易に生まれたことだろう。だから、定住化を遂げた農耕社会では、警察力も必要となる。膨大な労力を投入した価値の高い土地と収穫物の貯蔵施設は、襲撃されても放棄は困難だったからこそ、民兵や軍隊も必要となったのだ。メソポタミアの都市国家で、土地や水利をめぐって流血が絶えなかったというのもうなずける。

中央集権と宗教

大きな定住地では、労働者を束ねて公共事業に携わらせる必要も出てくる。農業のための大規模な灌漑工事を行い、襲撃から都市を守るため周囲に分厚い壁も建設しなければならない。一五〇人を超えて拡大した共同体に付随するこのような必要性が、中央集権的な支配機関や官僚機構が作ら

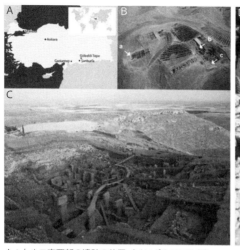

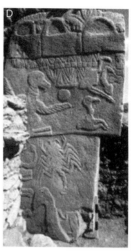

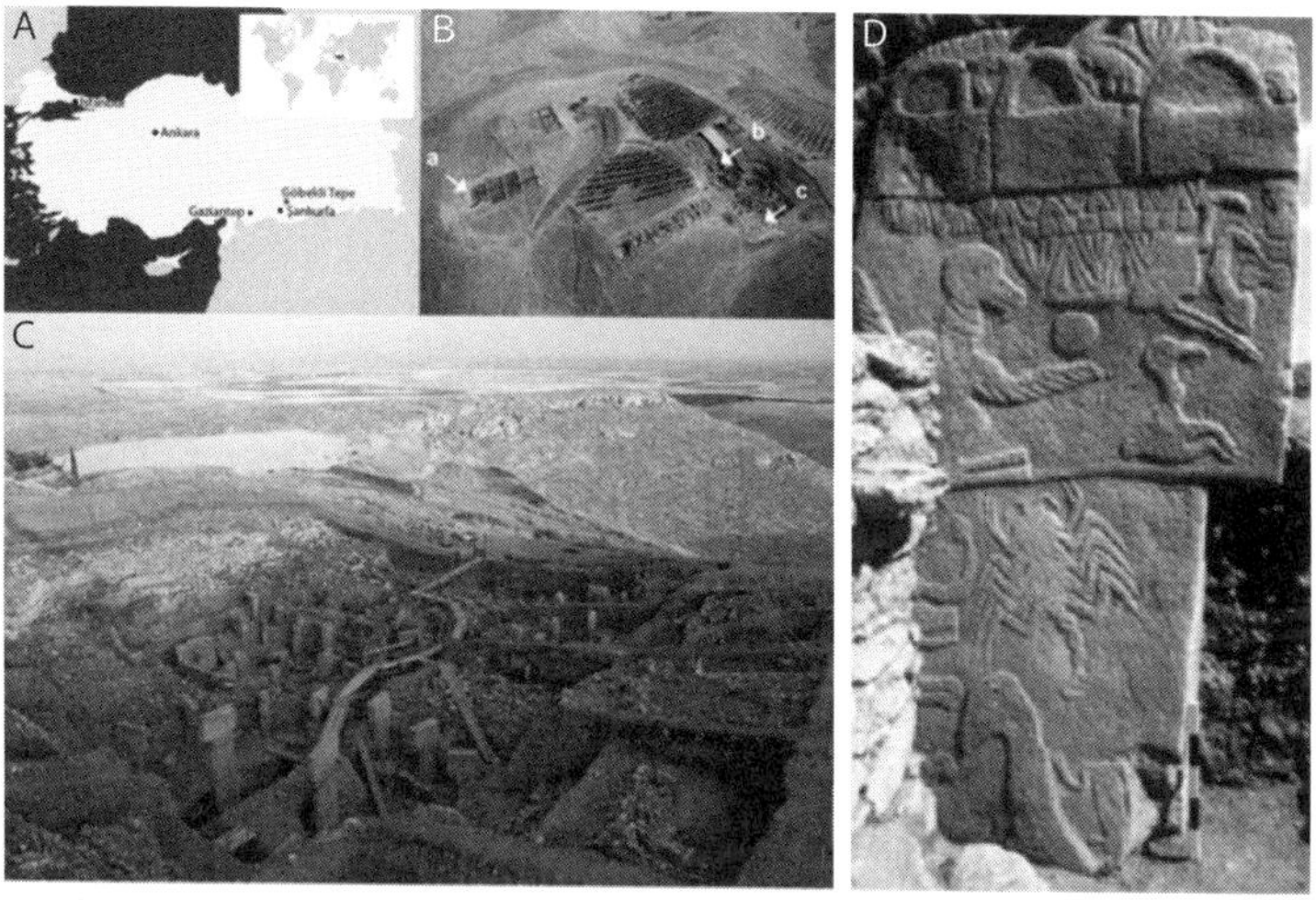

A：トルコ南西部の遺跡の位置（メソポタミア北部）
B：発掘現場全景（矢印a、b、cは遺骨発見場所）
C：T字柱を囲んだ円柱モニュメント　D：柱側面の動物画

写真11-1　ギョベクリ・テペ遺跡（文献10）

れる推進力となった。

では、そうした軍事、警察、官僚組織を備えた巨大な共同体において、初期の支配者とはいったいどのような人物だったのだろうか。世界四大文明で最も古いとされるメソポタミアでは、自分たちと神々の仲立ちをする者——宗教上の祭礼を司る人物——に権威を求めたとされる[9]。つまり、当時の宗教は単なる信仰体系ではなく、規則を守らせる執行権力、服従を促す道具としても機能したらしいのだ。

トルコ南東部ウルファ県の丘の頂上に、ギョベクリ・テペと呼ばれる遺跡が発見された[10]（写真11－1）。ドイツ考古学研究所のクラウス・シュミットらによって一九九六年から二〇一四年まで発掘が続けられ、その壮大な建造物は一万一五〇〇年前の——おそらく最古の——宗教施設だったろうと推定された[11]。巨大な柱が直径二〇mの円形に並べられ、円の中心にはおそらく人を意味するT字形の巨大な柱が二本立っている（写真C）。移動に数百人の人力が必要だったはずの重さ一六tもの巨石が設置されており、大規模な動員が可能な権限をもった宗教的指導者がいたはずだと考えられた。文字の発明以前なので、聖典のようなものはまったく残されていない。ただ、旧石器時代の洞窟壁画とは異なるライオン、ヘビ、サソリなどの動物が描かれている（写真D）。それらは象徴的あるいは神話的な描画と考えられ、したがってこの遺跡が宗教施設だったことは間違いないだろう[10]。

ギョベクリ・テペは周辺に何もない台地に建設されているが、施設内からガゼルや野牛の骨が何千個も発掘されていることから、一〇〇km も離れた土地から狩猟採集民が供え物をもって巡礼に訪れたのだろうと推定された。スタンフォード大学の考古学者イアン・ホッダーは、宗教的中心地の周囲に放浪民が集まって定住を始め、やがて信仰と価値観を共有する定住共同体が形成されたのではないかと述べている[7]。まさに、ギョベクリ・テペは、クニをもたなかった狩猟民が国家をもつ瞬間を表していたのかもしれない。

キリスト教と世界観

ローマ帝政の成立時代にヨルダン川のほとりで誕生したキリスト教は、やがて地中海沿岸一帯に広まった。それまで太陽神を崇拝していたローマ帝国は、三一三年にコンスタンティヌス帝がキリスト教を公認し、三八〇年にテオドシウス帝が国教と認定した。こうしてキリスト教社会が成立し、ヨーロッパ中世が始まったのだ。キリスト教の世界観は、資本主義、近代科学、法学、生命倫理、政治思想など、あらゆる分野に影響した。

キリスト教のいくつかの世界観の一つに、ヒエラルキー（階層構造）がある。たとえば、一五世紀の宗教家コルネリウス・アグリッパは、地上の物質的世界は天にある日月星辰《じつげつせいしん》の世界から支配を受け、天はさらに背後にあるイデアの世界から支配を受けるという「三層の世界」を記述した。彼は、創造主が三層のさらに上にあって、上位から下位へ影響力を行使しているとした。このヒエラルキーを、方位磁石と北極星の関係でみてみよう。一五世紀のマルシリオ・フィチーノは、船乗りは方位磁石が小熊座を指す方角を見て進路を決めるが、磁石が北を指すのは天の世界の小熊座が地上の世界の磁石より力が勝っているからであり、小熊座はさらに創造主の支配を受けていると述べた[12]。

実は、近代科学もこのヒエラルキーの思想を踏襲している。物理学では、物質がそれ以上分解できない基本単位、たとえばクォークやニュートリノなどの素粒子によって構成され、一見複雑にみえる物体の運動も、数式で記述可能な部分からの総和によって成立すると考える。この単純が複雑を支配すること、さらに部分から全体、上位から下位という階層性は近代医学にも適応された。たとえば、内科学では心不全や腎機能障害のように、特定臓器の生理学――さらにミクロな基本単位を目指す細胞の生物学、リン酸化や酵素反応の化学など、いずれもが数学的簡潔性をもった部分――の総和として人の病を説明している。精神医学が、統合失調症の前頭葉機能低下やうつ病の海馬萎縮を問題として捉えるのも、脳という臓器の部分から全体を組み上げようとする、キリスト教で用いられた階層的視点にほかならない。

神と精霊

宗教的な神の概念としては、ウィーンの民俗学者ヴィルヘルム・シュミットとヴィルヘルム・コッパース神父が「最高実在（the Highgod）」と述べたように、超越的な存在が想定されている。このシュミット＝コッパース説を踏まえて、神が高神型と来訪神型に分類されることがある。[13] 高神は「いと高き」天空に存在する垂直軸思考的で非物質的な神であり、『古事記』で記述された高天原《たかまがはら》で誕生した天照大御神がそれである。沖縄地方の御嶽《うたき》に宿る「まぶしき光」のようだという——物質的でない——常在神も高神に該当する。一方の来訪神は、海上の他界や地下の冥界からくる水平軸思考的な神で、わが国では折口信夫が研究した「海の遥か彼方トコヨから来るマレビト」がそれである。秋田のなまはげや八重山諸島のアカマタ・クロマタなどの仮面神——物質的——も来訪神に該当する。

実は、キリスト教のような一神教は、この高神に起源をもつらしい。かつて、ユダヤ教発祥の地ヨルダン川周辺には複数の高神が崇拝されていた。ハベル族の高神だったヤハウェが、唯一絶対の神——他の神を信じることを禁じる——へ変貌を遂げてユダヤ教となり、その後のキリスト教まで一神教をつないでいるのだ。

一方、宗教的思考には古くから神とは別に精霊（スピリット）も存在し、狩猟採集民の間で山や川、樹木や岩にさえ宿るスピリットが信仰されてきた。わが国でも座敷童やモノノケ、アイヌにはコロボックルがいる。さらに、日本の精霊には狩りや収穫の成就のみならず、武芸や舞踊の守り神もいた。平安時代に編纂された『群書類従《ぐんしょるいじゅう》』に、蹴鞠の名人、藤原成通の『成通卿口伝日記《なりみちきょうくでんにっき》』があり、成通が蹴鞠の千日行満願の日に、春楊花《しゅんようか》、夏安林《げあんりん》、秋園《しゅうえん》という小さな毬の精霊に出会うくだりが記載されている。(14)

王権と石神

我々人類は、一〇〜二〇万年前にアフリカで誕生した。狩猟採集生活を続けながらアフリカを出るとアジアまでたどり着き、二〜三万年前には氷河のおかげで地続きだった日本列島へ、おそらくは一五〇〇人程度のいくつかの集団が歩いて渡ってきた。台風と地震と火山が多いこの狭い島で身を寄せ合って生き延びた縄文人の殺人率は、ほかの採集民族と比較してもきわめて低かった。(15) 自然災害が繰り返す小さな島では、不公平と格差を許容したとたんに共倒れして全滅を免れなかっただろう。公平で格差のない縄文社会で殺人率が低かったのは、農耕と暴力の歴史を鑑みると当然かもしれない。一万一五〇〇年前、先述したようにギョベクリ・テペに国家の萌芽が生まれたが、しばらくすると中国の黄河流域にも国家が成立した。この頃より、クニの考えをもった人々が船で渡ってくるようになり、彼らによってもたらされた稲作農耕が広まると、ほどなく『後漢書』などで「倭国の大乱」と呼ばれた内戦が列島の規模で頻発する時代となる。

縄文より以前からこの列島には、スピリットが住んでいた。文字をもたなかった彼らは、シャクシとかスクシといった発音でそれを指したらしい。やがて、大陸から文字が輸入され、守宮神とか宿神、石神井といった文字が当てられるようになった。縄文人たちは、石にまでスピリットをみていたようだ。シャクシは「境界」を意味したようで、そうした石神は異界とこの世の「境」にあって、異界からやってくる災いを防いでくれたという。

王権や格差を拒んだ公平な縄文の人々を見守った石神は、やがて石祠となってクニを見続けている。家の庭先などでひっそりと祀られた石祠は、家を守る屋敷神信仰の精霊たちとつながっている。

＊

この章では、暴力の起源を農耕・牧畜の時代まで遡って探ってみた。宗教とそれらの発生時期が同じ頃だったことは、偶然ではないかもしれない。神や精霊のいる世界観は、否応なく我々の見方に強く影響するのだ。最後となる次章では、病の意味から我々のゆくえを探ってみたい。

第12章　病はどこから来て、どこへ行くのか

これは今まで私が描いてきた絵画を凌ぐものではないかもしれない。だが、私にはこれ以上の作品は描くことはできず、好きな作品と言ってもいい。

——ポール・ゴーギャン「我々はどこから来たのか 我々は何者か 我々はどこへ行くのか」

ＡＩＤＳが登場した頃

現在、私たちが日常的に目にするような疾病——たとえば肺炎やがんのような病——は、いったいいつ頃から人類社会に登場したのだろうか。ひとまず、比較的最近になって登場したＡＩＤＳ（後天性免疫不全症候群）を例に、疾病の起源について考えてみよう。


ＡＩＤＳの公的な記述は、男性同性愛者を購読対象者とした新聞ニューヨーク・ネイティブ（一九八一年五月一八日号）で、カリニ肺炎に罹患した同性愛者五名が取り上げられたのが最初である。(1)

従来、カリニ肺炎は、先天性免疫不全の小児や悪性腫瘍に罹病した成人など、免疫機能が低下した

虚弱な個体でみられる日和見感染――弱毒な非病原微生物で生じる感染症――と考えられていた。だから、健康な若い男性に集団感染が発生した事実が注目されたのだ。この五症例はCDC（米国疾病対策予防センター）に報告され、その機関誌MMWRに発表された。[2] 実はこの時私は高校生で、米軍基地で働いていた叔母が米軍情報新聞（スターズ・アンド・ストライプス）にあったCDCの記事を読んで、同性愛者の間で未知の病気が流行しているらしいと話していたのを今でもよく覚えている。

AIDSは、ヒト免疫不全ウィルス（HIV）による感染症である。HIVが免疫細胞（Tリンパ球）に侵入すると、ウィルス由来のDNAをTリンパ球のDNAへと割り込ませる。Tリンパ球が増殖するために自身のDNAを複製すると、挿入されたDNAまでが複製されてしまう。つまり、自己複製能をもたないHIVが、ちゃっかりとリンパ球のそれにただ乗りしているわけだ。HIVはエンベロープと呼ばれる脂質二重膜で包まれている。HIVが増殖する時、Tリンパ球の細胞膜を奪ってエンベロープを作るため、Tリンパ球は細胞膜を破壊され死滅してしまう。このTリンパ球の死滅が深刻な免疫不全を引き起こすのは、Tリンパ球が末梢血リンパ球の七〇～八〇％を占めているからである。

哲学者ミシェル・フーコーが一九八四年六月二五日にAIDSで亡くなり、米国俳優のロック・ハドソンが翌年七月二五日にAIDSを公表すると一〇月二日に亡くなった。AIDSによる著名人の死亡が相次いで、病の深刻さが世界で認識されるようになった[1]（表12-1）。個人的には、一九九一年一一月二四日に亡くなったクイーンのヴォーカル、フレディ・マーキュリーが衝撃だった。

表12-1　AIDSで亡くなった著名人（文献1）

名前	国	職業	メモ
ミシェル・フーコー（1926-1984）	フランス	哲学者	ポスト構造主義
ロック・ハドソン（1925-1985）	米国	俳優	『ジャイアンツ』（映画）
ペリー・エリス（1940-1986）	米国	デザイナー	
リベラーチェ（1919-1987）	米国	ピアニスト	「世界が恋したピアニスト」
ロバート・メイプルソープ（1946-1989）	米国	写真家	官能的な写真
キース・ヘリング（1958-1990）	米国	画家	サブウェイ・ドローイング
フレディ・マーキュリー（1946-1991）	英国	ヴォーカリスト	ロックバンド「クイーン」
ルドルフ・ヌレエフ（1938-1993）	ロシア	バレエダンサー	
アーサー・アッシュ（1943-1993）	米国	テニスプレイヤー	４大大会シングルスを制した初の黒人
ランディ・シルツ（1951-1994）	米国	記者	サンフランシスコ・クロニクル紙
デレク・ジャーマン（1942-1994）	英国	映画監督	

当時、東北地方の精神科病院に勤めながら、筑波大学の基礎研究室で遺伝子の研究をしていた。ちょうど三〇歳になったばかりで、結婚してまだ間もなかった頃のことだ。昼休みに筑波の実験室でFMラジオをつけたままデータを整理していると、ニュースでフレディの死亡が速報された。小児科から学位をとるために来ていた同僚と、思わず声をあげて顔を見合わせたことを鮮明に覚えている。

HIVの起源

一九八九年、アフリカのガボン共和国で、チンパンジーから

HIVと似たSIV（サル免疫不全ウィルス）が発見された。SIVは小型サル（シロエリマンガベイとクチヒゲグエノンあるいはモナモンキー）のウィルスが混ざり合ったもの（組み換え体）であり、肉食性のチンパンジーはこれらの小型サルを捕食するために感染したと考えられた。チンパンジーは乱交性があるため、SIVはいわゆるSTD（性行為感染症）として広まったようだ。アフリカ人はチンパンジーの肉を食べる習慣があり（絶滅危惧種なので現在は違法密猟）、血液を介してSIVがヒトに感染したのがAIDSの起源だろうと推定されている。コンゴ共和国の鉄道建設において、一九三一～三三年に病気や事故で死亡した五〇名のアフリカ人をフランスのグループが解剖した時、そのうちの二六名からAIDS様症状が確認されている。[3] 当時、ジャングルを通す過酷な鉄道建設に、多数のアフリカ人男性が植民地主義政策によって強制的に送り込まれた。コンゴの男性人口が女性を大きく上回ったこと――古今東西を問わず売春基盤となる――が、売春によるAIDS拡大を招いたと推定されている。コンゴではハイチ人も多く働いており、一九六九年頃ハイチからの移民がHIVを米国へ持ち込んだらしい。AIDSは米国からカナダ、ヨーロッパ、オーストラリア、そして日本へとまたたく間に広がった。[4]

ちなみに、米国人がアフリカ大陸から持ち帰った病はAIDSが初めてのものではない。一六世紀から一九世紀にかけて、実に一〇三〇万人もの奴隷がアフリカ大陸から連れてこられた。奴隷の輸入によって、河川盲目症がメキシコ、ベネズエラなどへ、住血吸虫症はブラジル東部、カリブの島々などへ、リンパ性フィラリア症はドミニカ、ガイアナなどへ持ち込まれた。C型・B型肝炎やATL（成人T細胞白血病）もこの時運び込まれている。[1]

ウィルスは増殖時に変異を起こしやすく、古い変異からまた次の新しい変異ができるまでの年数は計算で推定できる。アリゾナ大学のグループは、一九五九年に当時ベルギー領だったコンゴで採取された検体から分離されたＺＲ59株ＨＩＶと、一九六〇年にリンパ節の生検体から分離されたＤＲＣ60株ＨＩＶの遺伝子配列を比較した。その結果、両者の相同性が八八％認められた（つまり一二％変異があった）ことから、変異の速度を考慮して相同性が一〇〇％だった年代（ＳＩＶからＨＩＶが誕生した年代）を一九二一年と計算した。[5] つまり、ＡＩＤＳが人類社会に初めて登場したのは一九二一年であり、それより以前にはこの病気は我々の世界に存在しなかったわけである。

古い病

新しい病ＡＩＤＳの誕生を振り返ったので、今度は古い病を遡ってみようか。実は、病気の歴史は、人類のそれよりはるかに古い。たとえば五億年前の地層から、現代の病原菌にあたる細菌の化石が発見されている。[6] 一〇〇万年前のダイノザウルスの化石からも、骨肉腫、関節炎、虫歯の跡が確認された。

では、霊長類はどうだろうか。一七〇〜一八〇万年前に生存したと考えられるインドネシア・ジャワ島で発見されたジャワ原人（ピテカントロプス・エレクトス）の大腿骨から、骨肉腫と推定できる病的増殖の跡が見つかっている。四〇万年前に出現し四万年前に絶滅したネアンデルタール人からも、関節炎と化膿性骨疾患が確認された。このように病気の起源は我々ホモ・サピエンスよりはるかに古い。人類が生命体である限り、病は併存する宿命なのだ。

原人から人類になってからも、病はつねに我々を脅かした。たとえば、一三四〇年から一四〇〇年までのわずか六〇年で、ペストの流行によってヨーロッパの人口が実に三分の二にまで減少している。(7) コレラも世界で猛威を振るい、日本でも文久二(一八六二)年の流行では五六万人の死者が出ている。人類は狩猟採集の移動生活を経て、農業と牧畜によって食糧自給をコントロールできるようになり定住した。経済学的な表現を借りれば、定住により一人あたりの所得水準が飛躍的に上昇したといえるはずである。ところが意外なことに、豊かな都市のほうが貧しい農村よりも死亡率が高かったのである。なぜなら、人が密集する都市で衛生状態を良好に保つことは難しく、伝染病の温床と化していたからだ。一九世紀末のロンドンの衛生状況を、当時留学していた夏目漱石が次のように記している。

「倫敦《ロンドン》の町を散歩して試みに痰を吐きて見よ。真黒なる塊りの出るに驚くべし。何百万の市民は此煤烟《ばいえん》と此塵埃《じんあい》を吸収して毎日彼らの肺臓を染めつつあるなり。我ながら鼻をかみ痰をするときは気のひける程気味悪きなり(8)」

膜と液体

歴史上ある時点から突然始まったＡＩＤＳのような病気もあれば、人類の誕生より五億年も前から我々を待ち受けていた病原菌のような疾病因子もある。今度はこうした疾病因子ではなく、本来病気をもたらすはずがなかったものが環境の変化によって疾病因子となってしまった例を考えてみよう。

生命体の構造を思い切って単純化すると、「膜に包まれた液体」と表現できる。我々は脂肪でできた膜（細胞膜）で包まれた液体であり、「生きている」こととは、なかの液体で各種の化学反応が円滑に生じることに等しい。だから、熱中症で液体の温度が上がりすぎたり、液体の組成が過度に濃縮されれば、円滑な化学反応が阻害され、とたんに気分が悪くなり意識が遠のいたりするわけだ。

また、細胞膜の外側——血液と間質液（細胞と細胞の間の液体）——はナトリウムイオンの濃度が高く（140mEq/L）、細胞の内側の液体では低い（4mEq/L）。細胞内環境は、ずいぶんと不自然な状態を維持しているといえる。なぜならば、地球上のカリウムイオンとナトリウムイオンの重量は地殻の二・六%と二・八%でほぼ等しいが、海水や河川水などすべての天然水ではナトリウムイオンがカリウムイオンより多くなっているからだ。

四六億年前に誕生した地球が徐々に冷えて雨が降り続くようになると、地表のナトリウムとカリウムを等しく流し込んで海が形成された。その過程でカリウムは水底の泥に電気的に吸着され、海水のナトリウム濃度はカリウム濃度を上回るようになったと考えられる(9)。四〇億年前に海で誕生したばかりの生命の細胞内液の組成が海水や河川水と大きく異なったとは考えにくい。現在の細胞内環境のようにナトリウムとカリウムの濃度が逆転するには、よほど不自然な仕組みがあったはずである。

実は、イオン濃度が逆転したのは、細胞内のナトリウムを外へ汲み出し、細胞外からカリウムを取り込む装置（イオンポンプ）が細胞膜にあるからなのだ。この細胞の内外のナトリウム濃度の差（濃度勾配：イオン勾配）によって、細胞膜の内側は外側より電気的にマイナスになっている（静止膜電位）。さらに、神経細胞には膜にナトリウムを通す小窓があり、窓を開けて外の高い濃度で存在しているナトリウムを細胞内へ流し込み（一〇〇〇分の数秒）、マイナスに保たれていた細胞内の電位を大きくプラス方向に変化させるのだ（活動電位）。これこそが神経の電気的シグナルであり、脳の知的活動はもとより、心臓の拍動や血圧の調節など生命維持の根幹までもが活動電位に依存している。

塩と寒冷

このきわめて重要なナトリウムを、我々は塩から摂取している。人類が二〇万年前アフリカにいた頃は、動植物を経由して少量の塩分を取り込むことはあっても塩の摂取とは無縁に過ごしていた。ヒトはほかの動物に比べて高い発汗能力があるため、ナトリウムが汗で失われやすい。その分、腎臓におけるナトリウムの再吸収能を高くして、ナトリウム喪失を補うようになった。

一〇万年前、アフリカを出て中東やヨーロッパへ移住した先祖たちは、岩塩から塩分を摂取するようになったと推定される。塩分の摂取とヨーロッパの寒冷環境は、高血圧を引き起こす要因である。この時アフリカでは、生存に有利になるはずだった腎臓の高いナトリウム再吸収能が、高血圧の疾病因子となってしまったのだ。

血圧を上げるホルモン（アンギオテンシノーゲン）の遺伝子には、その生産量を決める部位（プロモーター領域）に、-6Gと-6Aの二種類の個人差（多型）が知られている。-6Aは高血圧や妊娠中毒（妊婦の高血圧）のリスクとなっていて、-6Aをもつ人は-6Gの人より血中アンギオテンシノーゲン濃度が二〇％高い。[10] アンギオテンシノーゲン遺伝子のプロモーター領域をほかの霊長類と比べると、サルでは-6A（先祖型）であることから、-6Gはホモ・サピエンスになってできた多型（派生型）らしいことがわかる。寒冷地や岩塩が手に入る地域では、高血圧が淘汰圧となった可能性が推定される。すなわち、サルにあった先祖型の-6Aは、おそらくヨーロッパにおいて発生した-6Aより高血圧で死亡しやすかったのであろう。実際に、寒冷環境を生き抜いたヨーロッパ人では高血圧を生じにくい-6Gが四〇～六〇％の人でみられる。一方、ヨーロッパより温暖なアジアの人たちでは-6Gは二〇～三〇％しかみられないのだ。

老化という病

我々はアフリカで誕生してからの二〇万年間のほとんどを、飢餓と感染症に脅かされながら生き延びてきた。紀元前四三〇〇〇年頃の縄文中期にいた二六万人の縄文人は、紀元前二九〇〇〇年頃になると寒冷化によって落葉樹林でとれる木の実が減ったことで、なんと三分の一以下の七万六〇〇〇人にまで減少した。漱石が留学した頃の英国の平均寿命は、わずか四五歳である。米国が四七歳、そして日本は四三歳だったのだ。

水洗化など公衆衛生の向上によって、感染症で死ぬ可能性がとくに乳幼児期において急激に減少した。出産による妊婦の死亡率が劇的に下がったのも、お産が病院で医学的に管理されるようになってからだ。ちなみに高度経済成長が始まる直前の一九五〇年には、わが国のお産の九七%は自宅で行われていた。[11] 医療機関での出産比率が最も高かった東京でさえ、自宅出産が七八%だったのだ。ほとんどの子どもが死亡することなく八〇年前後の人生を送る社会を、これまでの人類は経験したことがない。ごく最近まで死は日常であり、しかもそれは突然やってくるものだった。それが、大多数の人が老衰で死亡する時代になったのだ。血圧や脂質を調節し、壊れた関節や弁を人工物で置換し、衰える命をゆっくりと管理するようになった。大多数の人が長期の介護を必要とするのなら、それは新しい正常と言い換えることが可能なはずだ。

老化は、人間の部品の物語でもある。[11] 歯のエナメル質は年齢とともに摩耗し、唾液が減るので歯肉炎も生じやすくなる。米国人は六〇歳の時点で平均して三分の一の歯を失う。八五歳以上では四〇%の人で歯が一本もない。一生の間に顎の筋肉量が四〇%減少し、下顎骨の骨量も二〇%低下して脆くなる。噛む力が弱くなるので、柔らかい食事に移行する必要が出てくる。能力主義とタンパク質の品質・性能だけで人間を評価すれば、高齢者の介護は機械的な処理作業と大差がなくなる危険性がある。はたして、人類が誰も経験したことがない人生の終わり方は、どこに答えを求めたらよいのだろうか。

ほかの霊長類にない時期が、ヒトの生活史には三つある。[11] 一つは長い離乳期であり、多産を実現するために離乳を早めた結果とされる。二つ目は思春期で、大きな脳にエネルギーをとられたために発育の遅れた身体が、脳に成長を追いつかせる時期にあたる。三つ目が、長い老年期である。長い老年期を集団の知恵として活かした人々がいる。アフリカの村ではキンベリキッティと呼ばれる伝統があり、長老たちが一二〜一五歳の子どもたちを森へ連れて行き、三ヵ月ほど一緒に暮らす。長老たちは子どもたちに「我々はどこから来たのか」「どの植物が薬になるか」「森にどのような危険が潜んでいるか」を教える。[12] 親では教えられない貴重な知識を授けるわけだ。この世に生まれてまだ年月の浅い子どもたちに、もう間もなくこの世を去るその時を知っている長老たちから、自分たちの由来が伝えられる。

老化という病のゆくえ。私たちに与えられたこの難問の答えが、ここにこそ隠されているような気がしてならないのだ。

*

この章では、病のさまざまな意味をたどってみた。そして、我々が正常な老いまでを病と捉えようとすることが正しいのか問うてみた。

エピローグ　科学者の魂

千秋楽

あれは、科学者魂とでも言ったらよかったのだろうか。私が初めて出会った、あの気迫に満ちた研究者のこだわりは。

卒後四年目で所属した、東京大学脳研究所の実験室でのこと。脳研に通い始めて半月ばかりが過ぎた、ある週の後半だったと思う。技官や事務系の人たちが帰った後の実験室の夜は、大学院生や若い研究者ばかりが忙しそうに行き交い、彼らがどことなく日中よりも伸び伸びとして見えたものだ。私が出入りした生化学教室は、脳研のエレベーターを五階で降りると教授室とセミナー室があって、その奥に昭和三〇年代に作られた古い実験室や培養室などが並んでいた。それらの部屋には助手と大学院生たちの机が並べられていて、私は一番奥の部屋に席をもらっていた。

夜八時を回った頃だったと思う。私は自分の席を離れて向かいの実験室へ入ったところで、ピペットと試薬チューブを手にした男性――よく見れば教授だった――と目が合った。ふだんミーティングか教授室で見かける彼は、どちらかといえば鷹揚な、たとえば艦橋で双眼鏡を手にバルチック艦隊をはるかに臨む東郷平八郎のような風格を醸し出していた。実験室で目にした彼がまったく別人のような気がしたのは、眼鏡を外してピペット先に顔を寄せ黙々と実験に打ち込むその姿が、まるで千秋楽の力士が立ち合いで見せるような気迫に満ちていたからだ。

三つの研究結果

動物が走ったり餌をとったりできるのは、脳から筋肉へ運動が指令されるからだ。具体的には、神経を電気的な信号が伝わって、神経の末端から分泌されたアセチルコリンという化学物質が筋肉を収縮させて運動が達成される。いったん運動が始まってしまえば、アセチルコリンは酢酸とコリンに分解されて命令は撤収される。役目を終えたコリンは神経へと回収され、アセチルコリンの再合成に利用される[1]（図13－1）。全身のエネルギーの二〇%をも消費する大飯喰らいの脳は、エコでリサイクルな仕組みを備えているのだ。

生化学教室の芳賀達也教授は大学院時代、このコリンの回収と再利用のメカニズムを証明した[2]。彼は、動物の脳をすりつぶしてアセチルコリンの分泌部位（シナプトソーム）だけを取り出して試験管に入れ、そこに放射性物質で印をつけたコリンを加えた。すると、神経で新しく合成されてくるアセチルコリンが放射能を示す――神経の外側に加えられた放射性コリンが神経細胞内のアセチル

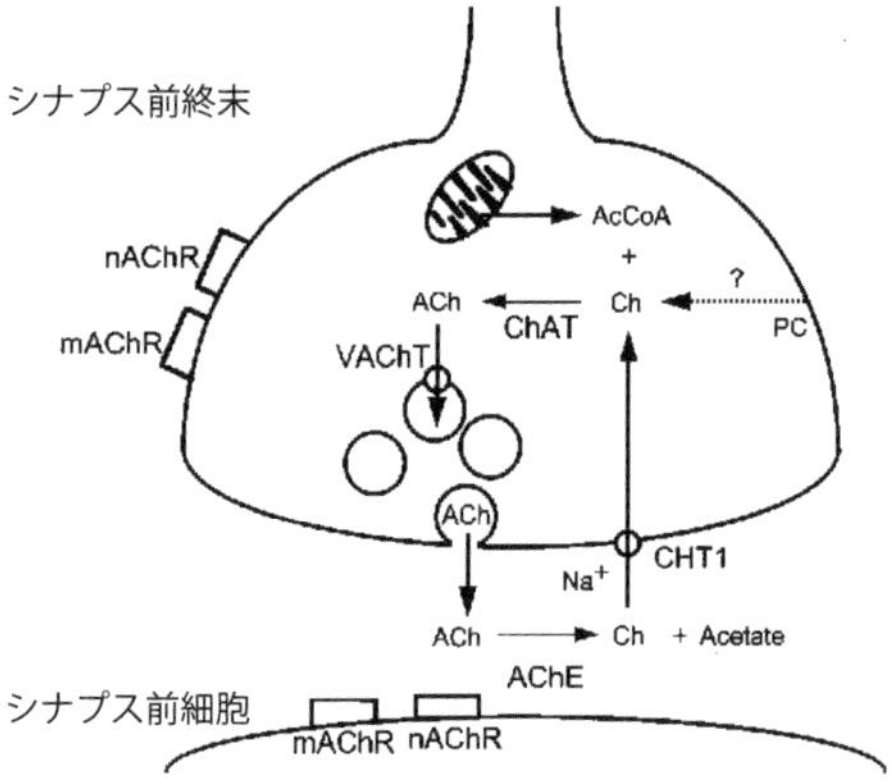

図13-1　アセチルコリン分泌部位における　コリンの取り込み（文献１）

コリンの一部となる——事実を発見したのだ。これは、コリンを細胞外から細胞内へ取り込むポンプのようなものの存在を示唆した。さらに、試験管にナトリウムを加えるとアセチルコリンの放射能が増える——ポンプの取り込み能力がナトリウムに依存する——性質があることも突き止めた。

　同じ現象はほぼ同時期に米国と英国でも確認された。[3][4]ただし、日米英の研究結果には大きな違いがあった。一つは、芳賀教授のデータでは取り込まれたコリンの五〇%がアセチルコリンに変換されたのに、米国の結果ではまったく変換されなかったこと。もう一つは、日本の結果では試験管のナトリウム濃度を上げると神経に取り込まれるコリンが増したが、米国の実験ではナトリウムの影響を受けなかったことである。英国は、日米のちょうど中間の値だった。

科学者魂

　芳賀教授は、この日米英の結果の解釈に悩んだ。しかし、放射性コリンの濃度が三ヵ国で異なることに気づいたのだ。[5] 当時、放射性コリンは高価だったので、資金が豊富な米国では十分な濃度で実験ができたが、貧しかった日本は最小限しかそれを使えず、英国は日米の中間濃度で実験していた。このことから、彼はポンプが一つではないことを見抜いた。つまり、ポンプが二種類——コリンの吸着力が強い（高親和性）ために最小濃度でも十分に稼働できるポンプと、弱い吸着力（低親和性）しかもたないので大量のコリンで初めて働くようなポンプ——があれば説明がつくと考えついたのだ。さらに、取り込み速度を実験結果から計算し[6]（図13－2）、速度定数が高濃度と低濃度で二つあることも突き止め[7]、ポンプが二種類ある証拠を固めていく。

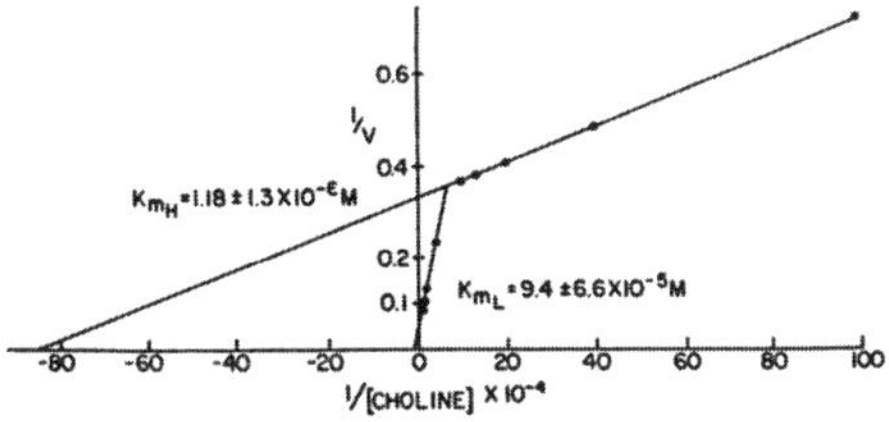

Y軸が取り込み速度の逆数、X軸がコリン濃度の逆数を示す。直線の傾きは速度定数であり、Km_L と Km_H の二種類が存在する。

図13-2　コリンの取り込み速度（文献6）

科学において新しい現象の発見は、その現象を担う〝物体の同定〟に尽きると言っても過言ではない。それは、一七世紀にデカルトが、物質のみの法則性を探究する領域——デカルト以前は天文学者ケプラーでさえ、惑星軌道に太陽霊という物質ではない存在が影響することを信じたような混沌とした時代だった——として近代科学を打ち立てたからだ。神経が細胞外からコリンを取り込むのであれば、取り込みを担う物体（タンパク質）が存在するはずだ。次にやることは、そのタンパク質（アミノ酸の配列によって決まる）の純品を精密に集めてきて解析し、アミノ酸の配列（遺伝子の配列によって決まる）を推定することだ。なぜなら、遺伝子の配列がわかれば、本物の遺伝子を釣り上げること（クローニング）ができるからだ。遺伝子とは、その個体が生まれる前から、物質（タンパク質）を運命的に規定する設計図だ。だから、クローニングこそが「新しい現象を担う物質の同定」になるわけだ。

高親和性ポンプのクローニングには世界中の研究者たちが挑戦したが、長年誰も成功できなかった。ところが、教授が大学院時代に論文を発表してから実に二九年後、彼の研究室によってクローニングされたのだ。[8] 私があの脳研の実験室で垣間見た立ち合い力士の気迫は、高親和性ポンプの探究を三〇年支え続けた科学者魂から放たれていたのだ。

駆け出しの研究者

実験用のマイクロピペットを握ったのは、大学での学生実習以来のことだった。これから語ろうとすることは、東大脳研での経験よりさらに四年ほど遡る。

大学を卒業して医師免許を得た私は、最初の一年半は大学病院で研修に専念した。二年目の後半から東北の精神科病院へ派遣され、週末になると筑波大学の基礎教室で実験を習うようになる。すると、小児科、内科、皮膚科、産婦人科などの、学位をとるために実験に来ていた院生たちと私はすぐに打ち解けた。私を含め彼らの多くは独身で、研究のこと以外は今から思えば夢のような話ばかりをしていた気がする。

小児科医は、筋ジストロフィーの原因たんぱく――ジストロフィン――で欠けたところを識別する実験（ウェスタンブロッティング）をしていたし、内科医は、家族性高脂血症のコレステロール遺伝子の変異を探していた。つまり、彼らの取り組んだ疾患では、病名と原因物質の対応関係が疑いようもなくはっきりとしていて、後は検体と統計学といった方法論の問題――小規模な家族性症例に絞るか、それとも孤発例を大規模に集めるか――に尽きていたのだ。

私はといえば、ドーパミン受容体が抗精神病薬の作用部位だからという理由で、ドーパミン受容体の遺伝子を解読していた。つまり、抗精神病薬がドーパミン受容体に蓋をすると幻聴が消えるのだから、統合失調症を経験した人のドーパミン受容体は蓋をしないと不具合が生じるような何か――おそらくは蓋をしてちょうどいいくらいにシグナルが強すぎるのだろう――が遺伝子配列の変化として発見されるはずだと考えていた。しかし、これはドゥシャンヌ型筋ジストロフィーの「因果関係」――患者のほとんどからジストロフィンの欠失が見つかり、そうでない人からは見つかることがない――と比べたらはるかに頼りない、方法論以前の関係でしかなかった。本当に治療薬の作用するすぐ近くに原因があるのかという疑問に目をつぶって、とりあえず前に進むしかないと腹を括っていたに過ぎないからだ。そういえばどこかの専門誌に、精神医学研究について、「リウマチの痛みにアスピリンが効くからといって、アスピリンの研究をするようなもの」という揶揄があった。

失敗の成功

当時、科学者としての自分の実力を推し量る時、当直や外来の忙しさを口にするのは見栄えの悪い言い訳にしかならないと感じていた。なぜなら、私はそもそも実験が下手だったからだ。

指導教官が心配して、私の横に並んで同じ実験をしてくれたことがあった。すべての工程、手の動き、タイミングは同じはずなのに、彼のデータは美しく、私のそれは散々だった。なりゆきとして、結果を出すために人より多くの実験をせざるを得なかった。土日を挟むと下手になることが多かったから、勘が鈍らないよう週末も手を動かした。

そのせいだろうか。実は、ドーパミン受容体遺伝子の論文が、海外で先に発表されてしまってもあまり気にならなかった。実は、イタリア、米国、カナダから、遺伝子に変化はないという論文が相次いで出てしまっていた。しかし当時の私の気持ちとしては、自分の検体から遺伝子の変化が見つからないのは、よそ様はどうであれ自分の技術のせいだと確信していた。だから、遅れを取り戻したい一心で、医局から筑波撤収が命じられた後も引っ越し当日まで実験を続けたのだ。結果的にこれが幸いしたのかもしれない。なぜなら、ドーパミン受容体の遺伝子変化を世界で初めて発見してしまったからだ[9][10]。

現在は、手軽なキットと高額な解析機器を使って、難なく遺伝子配列が読める時代だ。ところが三〇年前は、ガラス板を界面活性剤で磨き、樹脂を固めてゲルを手作りするなど、さまざまな工程に熟練が必要とされた。だから、今よりずっと結果に個人差が反映されやすかったのだ。

暗室で現像液のなかに浮かび上がった見たこともない縞模様を見た時、「本当か？」という言葉と、「やっぱりな」という言葉が同時に脳裏にこだました。「本当か？」は、遺伝子変化はないと先に発表したカナダの学者が、ノーベル賞候補にもなった大物だったからだ。「やっぱりな」は、自分はきっと大事なものを見落としているに違いないという確信が的中したと思ったのだ。暗室のセーフライトに赤く照らされながら、「ほら、やっぱり見落としていたじゃないか」と妙に納得したことを今でも思い出す。

発見するということ

米国インディアナ大学の研究グループは、ビッグデータを用いて科学者の寿命（論文を発表し続けた年数）を解析した。[11] 彼らは、天文学者七万一一六四名、生態学者二万七〇四名、ロボット工学者一万七六四六名について、初めて発表した論文から最後の論文までの期間を一〇年未満、一〇～一五年、一五～二〇年、二〇年以上に分けて検討した。その結果、一九六〇年代には初めての論文から最終論文までの期間が平均で三五年だったのに対して、二〇一〇年代にはわずか五年だった。おそらく一九六〇年代には、多くの科学者が二〇歳台で初めて学位論文を発表した後、五〇～六〇歳台まで研究を続けていたのだろう。一方、現在では研究者として食べていけるポストの数は年々減少し、激しい競争にさらさ

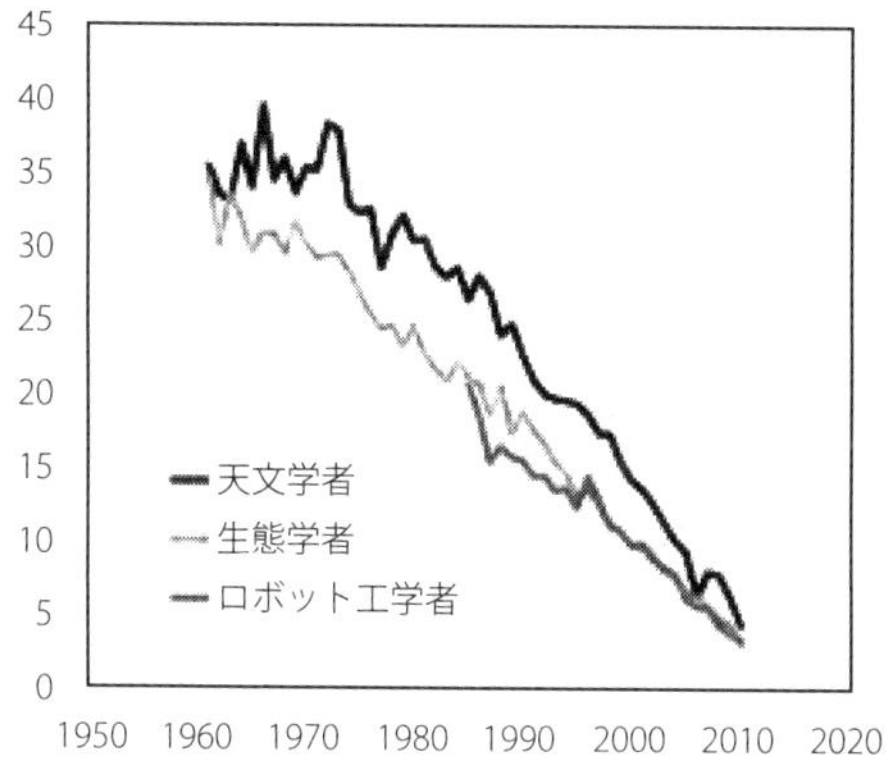

縦軸は半数の科学者が最終論文に達する年数、横軸は観察年を示す。

図13-3　科学者の寿命（半減期）（文献11）

れるため、科学者として生き残ることが難しくなっている[12]。

科学研究は何人かで協力して行う場合が多く、論文を執筆時には協力者全員が著者として名前を連ねる。研究テーマを自分自身のプロジェクトとして執り行った研究者は論文の先頭に自分の名前を載せることが許され、これを筆頭著者と呼ぶ。一方、研究を支援した科学者たちは筆頭著者の後ろに名前を連ね、共著者と呼ばれる。科学業界で筆頭著者は、テーマを立案して統括した能力を買われ高く評価される。したがって筆頭著者になることは、研究者としてのキャリアのなかで、予算やポストを獲得するうえで有利に働くのだ。

インディアナ大学のグループが調べたところ、共著者のみで一度も筆頭著者になったことがない研究者は一九六〇年代には二五%だったのが、二〇一〇年代には六〇%に増えていた。つまり、自分自身のテーマを研究できた科学者の割合が減り、誰かのプロジェクトの一員として支援に回った者が増えたということだ。これは、サイエンスが時代とともに大規模になり、大きなグループで行う研究が増えたせいかもしれない。おそらく、科学がより専門化して高度な技術が要求される状況下で、さらに国家の経済発展や威信をかけたイノベーションと直結する成果が求められるため、サイエンスが大組織で行う共同作業となってしまったのだろう。

しかし、どんなに時代が大組織を求めようとも、本当に独創的な発見とは、孤独な探究者のもとにしか訪れないのではないだろうか。自信はもちろん経験さえまったくなかった数十年前、夜更けの実験室や暗室でたまさか出会った個人的な体験が、そう思わせてならないのだ。

あとがき

本書は、二〇一七年五月から二〇一九年三月まで雑誌『こころの科学』に連載した原稿を大きく加筆修正したものである。少しだけ種明かしをすれば、本書のテーマはDNAや培養細胞と格闘していた実験室で、しかもかなり若い頃に思いついたものだ。ただ、当時から「心と病のあり方」といった輪郭を鮮明に描けていたわけではなかった。

筆者のデビューは、精神疾患を経験した人から、その原因かもしれない遺伝子配列を発見したという論文だった（エピローグの文献9、10）。それこそ、心は脳の機能だと信じて疑わなかった――心臓の機能がポンプ駆動で、眼球のそれが撮像力といった「からくり」的発想と並列に――頃の話だ。ところが、本文でも触れたように、デビュー作はあっけなく世界中から否定されたのだ。やましいところなど微塵もなく、誠心誠意、それこそ全身全霊で研究した結果だったからこそ、この失敗体験は「脳の機能」という発想そのものを疑い始めるきっかけとなった。

本書でお読みいただいたように、視機能、聴覚、不安、記憶といった道具的な脳の機能は、脳というたんぱく質の電気生理学的な現象と並立し、それらはドーパミンやセロトニンといった化学的シグナルとほぼ因果関係にあると明言できる。一方で、視覚は見ている主体の存在があって「見える」わけだし、聴覚も記憶も同様に、聴こうとしたり憶えようとしたりする「誰か」の存在が浮かび上がる。「誰か」とは、いったい誰なのだろう。はたして、どこにいるというのか。

脳という物質と物理化学的に因果関係がある道具機能。脳というたんぱく質との因果関係には乗らない主体。この二つの関係について、私という一九六一年生まれのアジア人男性を例として考えてみたい。東アジア圏の典型的ハプログループをY染色体にもった私は、五八年の履歴をもち、一六八cm五八kgと、哺乳動物としては比較的重くて大きなたんぱく質である。一方、この物質としての私は五九年前に母の卵子と父の精子が受精した瞬間に始まり、それ以前には存在しなかった。それは、もう絶対に。完膚なきまでに実在しなかったのだ。そして、それはあと何年か——たぶん一〇年から二〇年くらい——して心肺停止の瞬間に終わり、それ以降は存在しなくなる。まったくもって五九年前のように。完璧に。

一方、このたんぱく質を自在に乗りこなし、道具機能を存分に駆使している主体としての私は、道具の因果律から自由である（もちろん、部品のどれかが傷つけば、ボネファーの外因反応型のような相関関係は示す）。そして、因果関係——時間的な前後関係や空間的な接触条件——とは別の、因縁という法則に従う縁起論的な——部分は世界全体に影響し、時空間全体は部分と関連する——存在である。だから、数学的に駆動される脳の道具的機能からみれば、部品の関数には乗らないエピファニーやシンクロニシティは摩訶不思議としか映らなかったわけだ。

そこで、ふと気づいたことがある。物質と因果関係にあるすべては、物質の消滅とともに因果的に失われる。では、物質と因果関係にないものはどうなるのだろうか。たとえば、私の人格は脳の道具的機能に依存しているだけであって、厳密には因果関係にない。人格が部品に依存することは、脳炎や頭部外傷で脳の道具的機能が損われると、私の人格が変化することでわかる。ただその変化は、ボネファーやヴィークが示したように、個別の部品とは特異的な関連がないのだ。この私という主体や少し理屈っぽい人格といった、脳に依存はするが因果関係や特異性から自由なそれは、脳というたんぱく質がなくなるとどうなるのだろう。理屈だけでいえば、因果律の外にあるのだから、まだどこかにいるはずだ。

禅の公案「父母未生以前面目」を思い出す。「両親が生まれる前のあなたの面目」とか「親が生まれる前のあなたの顔」といった難問として、老師から問われる禅問答だ。しかし、ここまで考えてくると、この公案は無理難題でも何でもないと感じられないだろうか。だって、物質と因果関係にない主体や人格は、受精前のたんぱく質の不在と無関係かもしれないじゃないか。脳に依存はするが因果関係にない私の主体は、親が生まれる前からあったのかもしれない。そして、心停止後も、主体や人格が因果的に消滅するはずがない。

読者はもうお気づきだろう。私は注意深く霊とか魂という言葉を避けて、そう表現されてきた何かを科学的に描出しようとしている。少なくとも、心には物質以外の存在を仮定しないと表現できない要素がかかわっている。この物質ではない何か・誰かの存在は未解明である。数学的な物質世界と、非因果的で物質ではない共時的存在を同時に記述できる体系を完成させるために、今後も研究に邁進しようと決意している。

連載を辛抱強く支え続けてくださった日本評論社の木谷陽平様に感謝申し上げます。また、科学哲学の議論に導いてくださった石原孝二先生、精神病理学の刺激的な論考をいつも展開してくださる古茶大樹先生、連載原稿を読んで心強い励ましを与えてくださった大井玄先生に心より御礼申し上げます。

二〇一九年一二月吉日　研究所と病院を行ったり来たりしながら

糸川昌成

（6）Yamamura, H.I., Snyder, S.H.: Choline: high-affinity uptake by rat brain synaptosomes. *Science* 178: 626-628, 1972.
（7）Haga, T., Noda, H.: Choline uptake systems of rat brain synaptosomes. *Biochim Biophys Acta* 291: 564-575, 1973.
（8）Okuda, T., Haga, T., Kanai, Y. et al.: Identification and characterization of the high-affinity choline transporter. *Nat Neurosci* 3: 120-125, 2000.
（9）Itokawa, M., Arinami, T., Futamura, N. et al.: A structural polymorphism of human dopamine D2 receptor, D2 (Ser311-->Cys). *Biochem Biophys Res Commun* 196: 1369-1375, 1993.
（10）Arinami, T., Itokawa, M., Enguchi, H. et al.: Association of dopamine D2 receptor molecular variant with schizophrenia. *Lancet* 343: 703-704, 1994.
（11）Milojević, S., Radicchi, F., Walsh, J.P.: Changing demographics of scientific careers: the rise of the temporary workforce. *Proc Natl Acad Sci U S A* 115: 12616-12623, 2018.
（12）長谷川眞理子「時代の風」『毎日新聞』2019 年 1 月 27 日

（2）Centers for Disease Control and Prevention: Pneumocystis pneumonia---Los Angeles. *The Morbidity and Mortality Weekly Report* 30: 250-252, 1981.
（3）ジャック・ペパン（山本太郎訳）『エイズの起源』みすず書房、2013年
（4）Gilbert, M.T., Rambaut, A., Wlasiuk, G. et al.: The emergence of HIV/AIDS in the Americas and beyond. *Proc Natl Acad Sci U S A* 104: 18566-18570, 2007.
（5）Worobey, M., Gemmel, M., Teuwen, D.E. et al.: Direct evidence of extensive diversity of HIV-1 in Kinshasa by 1960. *Nature* 455: 661-664, 2008.
（6）Bishop, W.J.: *The early history of surgery*. Hale, 1960.（川満富裕訳『外科の歴史』時空出版、2005年）
（7）吉川洋『人口と日本経済—長寿、イノベーション、経済成長』中公新書、2016年
（8）夏目漱石『漱石全集第13巻　日記及断片』（明治34年1月4日付「日記」）、岩波書店、1966年
（9）安川洋生、正宗行人「細胞内外のK+とNa+の濃度勾配の必然性に関する一考察」『岩手大学教育学部附属教育実践総合センター研究紀要』14巻、109-113頁、2015年
（10）井ノ上逸朗「高血圧の進化的な由来を探る」『総研大ジャーナル』15巻、14-17頁、2009年
（11）アトゥール・ガワンデ（原井宏明訳）『死すべき定め—死にゆく人に何ができるか』みすず書房、2016年
（12）山極寿一、鎌田浩毅『ゴリラと学ぶ—家族の起源と人類の未来』ミネルヴァ書房、2018年

[エピローグ]

（1）Okuda, T., Haga, T.: High-affinity choline transporter. *Neurochem Res* 28: 483-488, 2003.
（2）Haga, T.: Synthesis and release of (14C) acetylcholine in synaptosomes. J Neurochem 18: 781-798, 1971.
（3）Marchbanks, R.M.: The uptake of [14C] choline into synaptosomes in vitro. *Biochem J* 110: 533-541, 1968.
（4）Diamond, I., Kennedy, E.P.: Carrier-mediated transport of choline into synaptic nerve endings. *J Biol Chem* 244: 3258-3263, 1969.
（5）奥田隆志、芳賀達也「高親和性コリントランスポーター—ゲノム情報を利用したクローニング」『蛋白質核酸酵素』45巻、1722-1727頁、2000年

[第 11 章]
(1) Mirazón Lahr, M., Rivera, F., Power, R.K.: Inter-group violence among early Holocene hunter-gatherers of West Turkana, Kenya. *Nature* 529: 394-398, 2016.
(2) コンラート・ローレンツ（日高敏隆、久保和彦訳）『攻撃―悪の自然誌』みすず書房、1985 年
(3) 山極寿一『暴力はどこからきたか―人間性の起源を探る』NHK ブックス、2007 年
(4) リチャード・ランガム、デイル・ピーターソン（山下篤子訳）『男の凶暴性はどこからきたか』三田出版会、1998 年
(5) Fry, D.P., Söderberg, P.: Lethal aggression in mobile forager bands and implications for the origins of war. *Science* 341: 270-273, 2013.
(6) Murdock, G.P., White, D.R.: Standard cross-cultural sample. *Ethnology* 8: 329-369, 1969.
(7) レナード・ムロディナウ（水谷淳訳）『この世界を知るための人類と科学の 400 万年史』河出書房新社、2016 年
(8) マーシャル・サーリンズ（山内昶訳）『石器時代の経済学　新装版』法政大学出版局、2012 年
(9) Van De Mieroop, M.: *A history of the ancient near east: ca. 3000-323 BC. 2nd ed.* Wiley-Blackwell, 2006.
(10) Gresky, J., Haelm, J., Clare, L.: Modified human crania from Göbekli Tepe provide evidence for a new form of Neolithic skull cult. *Science Advances* 3, 2017.（e1700564, doi: 10.1126/sciadv.1700564）
(11) Balter, M.: Why settle down? The mystery of communities. *Science* 282: 1442-1446, 1998.
(12) 山本義隆『磁力と重力の発見（1・2）』みすず書房、2003 年
(13) 中沢新一『神の発明（カイエ・ソバージュ 4）』講談社選書メチエ、2003 年
(14) 中沢新一『精霊の王』講談社学術文庫、2018 年
(15) Nakao, H., Tamura, K., Arimatsu, Y. et al.: Violence in the prehistoric period of Japan: the spatio-temporal pattern of skeletal evidence for violence in the Jomon period. *Biol Lett* 12, 2016.（doi: 10.1098/rsbl.2016.0028）

[第 12 章]
(1) 加藤茂孝「HIV／AIDS―チンパンジーから入った 20 世紀の病」『モダンメディア』60 巻、277-293 頁、2014 年

(14) 迎豊、市川潤「混合状態」『現代精神医学体系9巻B　躁うつ病Ⅱ』23-31頁、中山書店、1979年
(15) 内海健「ヒポマニーの精神病理―4つのスペクトラムによる変奏」『精神医学』60巻、707-718頁、2018年

[第9章]

(1) 村上春樹『職業としての小説家』スイッチ・パブリッシング、2015年
(2) 丸山茂徳『地球史を読み解く』放送大学教育振興会、2016年
(3) De Long, J.B.: Estimates of world GDP, one million B.C.-present. 1998. (http://delong.typepad.com/print/20061012_LRWGDP.pdf)
(4) 広井良典「ポスト成長時代の『こころ』と社会構想」河合俊雄、中沢新一、広井良典他『〈こころ〉はどこから来て、どこへ行くのか』73-112頁、岩波書店、2016年
(5) 本川達雄『生物学的文明論』新潮新書、2011年
(6) 實川幹朗「はじめに―心理療法と人間中心主義」實川幹朗編『心理療法とスピリチュアルな癒し―霊的治療文化再考』i-vi頁、春秋社、2007年
(7) 中沢新一『愛と経済のロゴス』講談社選書メチエ、2003年

[第10章]

(1) 山極寿一『家族進化論』東京大学出版会、2012年
(2) Darwin, C.: *On the origin of species by means of natural selection, or the preservation of favoured races in the struggle for life*. John Murray, 1859.
(3) Darwin, C.: *The descent of man, and selection in relation to sex*. John Murray, 1871.
(4) Huxley, T.H.: *Evidence as to man's place in nature*. Williams & Norgate, 1863.
(5) Morgan, L.: *Ancient society*. Henry Holt and Company, 1877.
(6) Westermarck, E.: *The history of human marriage*. Macmillan, 1891.
(7) 東原和成「香りとおいしさ―食品科学のなかの嗅覚研究」『化学と生物』45巻、564-569頁、2007年
(8) 東原和成「嗅覚の匂い受容メカニズム」『日本耳鼻咽喉科学会会報』118巻、1072-1075頁、2015年
(9) 大井玄、前田純子、新里和弘「胃瘻設置についての意向―特別養護老人ホームにおける悉皆調査」『老年精神医学雑誌』25巻、324-328頁、2014年
(10) Okakura, K.: *The book of tea*. Duffield & Company, 1906.

in a gene encoding starch-branching enzyme. *Cell* 60: 115-122, 1990.
（5）大前晋「双極性障害を『双極性』障害と認識するのはなぜですか？　そして双極性「障害」はモノですか？　それともコトですか？」『臨床精神医学』46巻、749-758頁、2017年
（6）内村祐之、秋元波留夫、石橋俊実「アイヌのイムに就いて」『精神神経学雑誌』42巻、1169頁、1938年
（7）Simons, R.C.: The resolution of the Latah paradox. *J Nerv Ment Dis* 168: 195-206, 1980.
（8）渡辺哲夫「わたしを変えた症例」『臨床精神医学』45巻、1449-1454頁、2016年
（9）渡辺哲夫『祝祭性と狂気―故郷なき郷愁のゆくえ』岩波書店、2007年
（10）谷川健一『神に追われて』新潮社、2000年

[第8章]

（1）寮美千子編・訳、篠崎正喜画『父は空　母は大地―インディアンからの手紙』パロル舎、1995年
（2）網野善彦『「日本」とは何か』講談社、2000年
（3）吉田孝『日本の誕生』岩波新書、1997年
（4）田中健夫『東アジア通交圏と国際認識』吉川弘文館、1997年
（5）網野善彦『東と西の語る日本の歴史』講談社学術文庫、1998年
（6）青葉高『野菜―在来品種の系譜』法政大学出版局、1981年
（7）佐々木高明「畑作文化と稲作文化」『岩波講座日本通史第1巻　日本列島と人類社会』223-263頁、岩波書店、1993年
（8）大野晋、宮本常一他『東日本と西日本』日本エディタースクール出版部、1981年
（9）山本幸司『穢と大祓』平凡社選書、1992年
（10）木下忠『埋甕―古代の出産習俗』雄山閣出版、1981年
（11）Capra, F.: *The tao of physics: an exploration of the parallels between modern physics and eastern mysticism*. Shambhala Publications, 1975.（吉福伸逸、田中三彦、島田裕巳他訳『タオ自然学―現代物理学の先端から「東洋の世紀」がはじまる』工作舎、1980年）
（12）森山公夫「躁とうつの内的連関について」『精神神経学雑誌』67巻、1163-1186頁、1965年
（13）大前晋「双極性障害を『双極性』障害と認識するのはなぜですか？　そして双極性『障害』はモノですか？　それともコトですか？」『臨床精神医学』46巻、749-758頁、2017年

（5）Fain, G.L.: Adaptation of mammalian photoreceptors to background light: putative role for direct modulation of phosphodiesterase. *Mol Neurobiol* 44: 374-382, 2011.
（6）Kiser, P.D., Golczak, M., Palczewski, K.: Chemistry of the retinoid (visual) cycle. *Chem Rev* 114: 194-232, 2014.
（7）Winderickx, J., Lindsey, D.T., Sanocki, E. et al.: Polymorphism in red photopigment underlies variation in colour matching. *Nature* 356: 431-433, 1992.
（8）Deeb, S.S., Jorgensen, A.L., Battisti, L. et al.: Sequence divergence of the red and green visual pigments in great apes and humans. *Proc Natl Acad Sci USA* 91: 7262-7266, 1994.
（9）下條信輔「こころの潜在過程と『来歴』—知覚、進化、社会脳」河合俊雄、中沢新一、広井良典他『〈こころ〉はどこから来て、どこへ行くのか』113-154頁、岩波書店、2016年
（10）村上和夫編訳『完訳からくり図彙』並木書房、2014年
（11）大森荘蔵『知の構築とその呪縛』ちくま学芸文庫、1994年
（12）Naderi, S., Rezaei, H.R., Taberlet, P.: Largescale mitochondrial DNA analysis of the domestic goat reveals six haplogroups with high diversity. *PLoS One* 2: e1012, 2007.
（13）Majumder, P.P., Basu, A.: A genomic view of the peopling and population structure of India. *Cold Spring Harb Perspect Biol* 7: a008540, 2014.
（14）大井玄『環境世界と自己の系譜』みすず書房、2009年
（15）Goodrich, S.G.:*A pictorial history of the United States*. J. H. Butler & Co, 1867.
（16）鬼頭宏『人口から読む日本の歴史』講談社、2000年

[第7章]

（1）佐々木閑『科学するブッダ—犀の角たち』角川ソフィア文庫、2013年
（2）Sah, N., Peterson, B.D., Lubejko, S.T. et al.: Running reorganizes the circuitry of one-week-old adult-born hippocampal neurons. *Sci Rep* 7:10903, 2017.
（3）Thiebaut de Schotten, M., Dell'Acqua, F., Ratiu, P. et al.: From Phineas Gage and Monsieur Leborgne to H.M.: revisiting disconnection syndromes. *Cereb Cortex* 25: 4812-4827, 2015.
（4）Bhattacharyya, M.K., Smith, A.M., Ellis, T.H. et al.: The wrinkled-seed character of pea described by Mendel is caused by a transposon-like insertion

統合失調症学会監修、福田正人、糸川昌成、村井俊哉他編『統合失調症』388-397頁、医学書院、2013年
（7）新宮一成『夢と構造―フロイトからラカンへの隠された道』弘文堂、1988年
（8）新宮一成『ラカンの精神分析』講談社現代新書、1995年
（9）村上春樹『職業としての小説家』スイッチ・パブリッシング、2015年
（10）ポアンカレ（吉田洋一訳）『科学と方法』岩波文庫、1953年
（11）中沢新一『レンマ学』講談社、2019年
（12）中井久夫監修・解説『統合失調症をたどる』ラグーナ出版、2015年
（13）C・G・ユング、W・パウリ（河合隼雄、村上陽一郎訳）『自然現象と心の構造―非因果的連関の原理』海鳴社、1976年

[第5章]

（1）山本義隆『原子・原子核・原子力―わたしが講義で伝えたかったこと』岩波書店、2015年
（2）佐々木閑『科学するブッダ―犀の角たち』角川ソフィア文庫、2013年
（3）Penfield, W., Rasmussen, T.: *The cerebral cortex of man: a clinical study of localization of function*. Macmillan, 1950.
（4）真喜屋浩「沖縄の一農村における老人の精神疾患に関する疫学的研究」『慶応医学』55巻、503-512頁、1978年
（5）大井玄『看取りとつながり―認知症高齢者に寄り添う医師が観察する、科学と仏教の出会い』サンガ、2017年

[第6章]

（1）ジョセフ・ブルチャック編（中沢新一、石川雄午訳）『それでもあなたの道を行け―インディアンが語るナチュラル・ウィズダム』めるくまーる、1998年
（2）Antonini, A., Stryker, M.P.: Plasticity of geniculocortical afferents following brief or prolonged monocular occlusion in the cat. *J Comp Neurol* 369: 64-82, 1996.
（3）Hubel, D.H., Wiesel, T.N., LeVay, S.: Plasticity of ocular dominance columns in monkey striate cortex. *Philos Trans R Soc Lond B Biol Sci* 278: 377-409, 1977.
（4）LeVay, S., Wiesel, T.N., Hubel, D.H.: The development of ocular dominance columns in normal and visually deprived monkeys. *J Comp Neurol* 191: 1-51, 1980.

[第３章]
（１）Harlow, J.M.: Passage of an iron rod through the head. *Boston Med Surg J* 39: 389-393, 1848.
（２）Boller, F., Green, E.: Comprehension in severe aphasics. *Cortex* 8: 382-394, 1972.
（３）山鳥重『脳からみた心』角川ソフィア文庫、2013 年
（４）Goodglass, H., Baker, E.: Semantic field, naming, and auditory comprehension in aphasia. *Brain Lang* 3: 359-374, 1976.
（５）岩田誠『ホモ　ピクトル　ムジカーリス―アートの進化史』中山書店、2017 年
（６）更科功『絶滅の人類史―なぜ「私たち」が生き延びたのか』ＮＨＫ出版新書、2018 年
（７）Lieberman, P.: *Uniquely human: the evolution of speech, thought, and selfless behavior*. Harvard University Press, 1991.
（８）Mithen, S.: *The singing neanderthals: the origins of music, language, mind, and body*. Harvard University Press, 2006.
（９）Dauvois, M.: Homo musicus palaeolithicus et Palaeoacustica. *Munibe Antropologia-Arkeologia* 57: 225-241, 2005.
（10）Chauvet, J.M., Deschamps, E.B., Hillaire, C.: *Dawn of art: the chauvet cave*. Harry N. Abrams, 1996.
（11）土取利行『壁画洞窟の音―旧石器時代・音楽の源流をゆく』青土社、2008 年
（12）下条信輔『サブリミナル・インパクト―情動と潜在認知の現代』ちくま新書、2008 年
（13）Crow, T.J.: A Darwinian approach to the origins of psychosis. *Br J Psychiatry* 167: 12-25, 1995.

[第４章]
（１）小林秀雄「本居宣長補記Ⅱ」『小林秀雄全集第 14 巻　本居宣長』643-692 頁、新潮社、2003 年
（２）井筒俊彦『意識と本質―精神的東洋を索めて』岩波文庫、1991 年
（３）本居宣長『排蘆小船・石上私淑言―宣長「物のあはれ」歌論』岩波文庫、2003 年
（４）本居宣長『紫文要領』岩波文庫、2010 年
（５）Kircher, A.: *Oedipus Aegyptiacus*. 1652.
（６）濱田秀伯「精神症状の層的評価―人間学的精神病理学の立場から」日本

(13) 渡辺雅彦「ニューロピル」（日本神経科学学会「脳科学辞典」〔https://bsd.neuroinf.jp/wiki/〕より）
(14) Glausier, J.R., Lewis, D.A.: Dendritic spine pathology in schizophrenia. *Neuroscience* 251: 90-107, 2013.
(15) St Clair, D., Blackwood, D., Muir, W. et al.: Association within a family of a balanced autosomal translocation with major mental illness. *Lancet* 336: 13-16, 1990.
(16) Millar, J.K., Wilson-Annan, J.C., Anderson, S. et al.: Disruption of two novel genes by a translocation co-segregating with schizophrenia. *Hum Mol Genet* 9: 1415-1423, 2000.
(17) Abazyan, B., Nomura, J., Kannan, G. et al.: Prenatal interaction of mutant DISC1 and immune activation produces adult psychopathology. *Biol Psychiatry* 68: 1172-1181, 2010.
(18) 池村義明「外因性精神病の成立（その4） Karl Ludwig Bonhoeffer（1868-1948）による外因反応型（Die exogenen Reaktionstypen）（1908, 1910, 1912）の記述—その後の症候性精神病（symptomatische Psychosen）概念の変遷と発展」『精神科治療学』19巻、253-261頁、2004年
(19) 佐々木信幸、深津亮、古瀬勉他「インターフェロンによる精神症状—Wieckの通過症候群による考察」『精神医学』39巻、51-58頁、1997年
(20) 野村純一「内分泌精神症候群」『臨床精神医学』14巻、471-474頁、1985年
(21) 古茶大樹『臨床精神病理学—精神医学における疾患と診断』日本評論社、2019年
(22) Arai, M., Yuzawa, H., Itokawa, M. et al.: Enhanced carbonyl stress in a subpopulation of schizophrenia. *Arch Gen Psychiatry* 67: 589-597, 2010.
(23) Itokawa, M., Miyashita, M., Arai, M. et al.: Pyridoxamine: a novel treatment for schizophrenia with enhanced carbonyl stress. *Psychiatry Clin Neurosci* 72: 35-44, 2018.
(24) Mizutani, R., Saiga, R., Takeuchi, A. et al.: Three-dimensional alteration of neurites in schizophrenia. *Transl Psychiatry* 9: 85, 2019.
(25) ダニエル・L・エヴェレット（屋代通子訳）『ピダハン—「言語本能」を超える文化と世界観』みすず書房、2012年
(26) 藤田一照、光岡英稔『退歩のススメ—失われた身体観を取り戻す』晶文社、2017年
(27) 津田篤太郎『漢方水先案内—医学の東へ』医学書院、2015年

(12) Allen, N.C., Bagade, S., McQueen, M.B. et al.: Systematic meta-analyses and field synopsis of genetic association studies in schizophrenia: the SzGene database. *Nat Genet* 40: 827-834, 2008.
(13) 古茶大樹、針間博彦「病の『種』と『類型』、『階層原則』―精神障害の分類の原則について」『臨床精神病理』31巻、7-17頁、2010年
(14) 古茶大樹『臨床精神病理学―精神医学における疾患と診断』日本評論社、2019年
(15) Barré-Sinoussi, F., Chermann, J.C., Rey, F. et al.: Isolation of a T-lymphotropic retrovirus from a patient at risk for acquired immune deficiency syndrome (AIDS). *Science* 220: 868-871, 1983.

[第2章]
(1) 佐藤友亮『身体知性―医師が見つけた身体と感情の深いつながり』朝日新聞出版、2017年
(2) ジョン・ヘンリー(東慎一郎訳)『17世紀科学革命』岩波書店、2005年
(3) 養老孟司『からだを読む』ちくま新書、2002年
(4) 大前晋「双極性障害の起源―Baillarger と Falret」『臨床精神病理』36巻、208-212頁、2015年
(5) 大前晋「双極性障害を『双極性』障害と認識するのはなぜですか? そして双極性『障害』はモノですか? それともコトですか?」『臨床精神医学』46巻、749-758頁、2017年
(6) 臺弘「精神分裂病問題の歴史と展望」臺弘、島薗安雄、村上仁編『現代精神医学大系第10巻A1 精神分裂病Ia』3-28頁、中山書店、1981年
(7) 生田孝「内因性精神病を細かく分類したLeonhard, K. の観察眼」『精神科治療学』31巻、743-748頁、2016年
(8) 松下正明「Wernickeの精神病理学に学ぶ」『精神科治療学』31巻、737-742頁、2016年
(9) Plum, F.: Prospects for research on schizophrenia.3.Neurophysiology. Neuropathological findings. *Neurosci Res Program Bull* 10: 384-388, 1972.
(10) Alzheimer, A.: Beiträge zur pathologischen Anatomie der Hirnrinde und zur anatomischen Grundlage einiger Psychosen. *Mschr Psychiat Neurol* 2: 82-106, 1897.
(11) 入谷修司「神経病理学」日本統合失調症学会監修、福田正人、糸川昌成、村井俊哉他編『統合失調症』187-196頁、医学書院、2013年
(12) Selemon, L.D., Goldman-Rakic, P.S.: The reduced neuropil hypothesis: a circuit based model of schizophrenia. *Biol Psychiatry* 45: 17-25, 1999.

参考文献

[第1章]

（1）Gusella, J. F., Wexler, N.S., Conneally, P.M. et al.: A polymorphic DNA marker genetically linked to Huntington's disease. *Nature* 306: 234-238, 1983.

（2）MacDonald, M.E., Ambrose, C.M., Duyao, M.P. et al.: A novel gene containing a trinucleotide repeat that is expanded and unstable on Huntington's disease chromosomes. *Cell* 72: 971-983, 1993.

（3）安藤俊太郎「第8章　疫学」日本統合失調症学会監修、福田正人、糸川昌成、村井俊哉他編『統合失調症』115-127頁、医学書院、2010年

（4）Hill, A. B.: The environment and disease: association or causation? *Proc R Soc Med* 58: 295-300, 1965.

（5）H. Laborit, P. Huguenard（内薗耕二訳）『人工冬眠療法の実際』金芳堂、1995年

（6）Seeman, P., Lee, T., Chau-Wong, M. et al.: Antipsychotic drug doses and neuroleptic/dopamine receptors. *Nature* 261: 717-719, 1976.

（7）Itokawa, M., Arinami, T., Futamura, N. et al.: A structural polymorphism of human dopamine D2 receptor, D2（Ser311-->Cys）. *Biochem Biophys Res Commun* 196: 1369-1375, 1993.

（8）Arinami, T., Itokawa, M., Enguchi, H. et al.: Association of dopamine D2 receptor molecular variant with schizophrenia. *Lancet* 343: 703-704, 1994.

（9）Glatt, S.J., Jönsson, E.G.: The Cys allele of the DRD2 Ser311Cys polymorphism has a dominant effect on risk for schizophrenia: evidence from fixed-and random-effects meta-analyses. *Am J Med Genet B Neuropsychiatr Genet* 141B: 149-154, 2006.

（10）Jönsson, E.G., Sillén, A., Vares, M. et al.: Dopamine D2 receptor gene Ser311Cys variant and schizophrenia: association study and meta-analysis. *Am J Med Genet B Neuropsychiatr Genet* 119B: 28-34, 2003.

（11）Glatt, S.J., Faraone, S.V., Tsuang, M.T.: Meta-analysis identifies an association between the dopamine D2 receptor gene and schizophrenia. *Mol Psychiatry* 8: 911-915, 2003.

●著者——

糸川昌成（いとかわ・まさなり）

1961年東京都生まれ。埼玉医科大学卒業。東京医科歯科大学医学部精神神経科、東京大学脳研究施設、米国国立衛生研究所（NIH）研究員、理化学研究所分子精神科学研究チームなどを経て、現在、東京都医学総合研究所副所長、同病院等連携研究センターセンター長、同統合失調症プロジェクト参事研究員。分子生物学者として研究活動を行う傍ら、東京都立松沢病院等で精神科医として臨床に従事する。専門は精神医学、分子生物学。著書に『臨床家がなぜ研究をするのか』『統合失調症が秘密の扉をあけるまで』（ともに星和書店）などがある。

本書は『こころの科学』193-204号連載「イニシエーションとしての病」に加筆修正を施し、書籍化したものです。

脳《のう》と心《こころ》の考古学《こうこがく》　統合失調症《とうごうしっちょうしょう》とは何《なん》だろうか

2020年 2 月15日　第 1 版第 1 刷発行

著　者——糸川昌成
発行所——株式会社日本評論社
〒170-8474 東京都豊島区南大塚3-12-4
電話 03-3987-8621（販売）-8598（編集）振替 00100-3-16
印刷所——港北出版印刷株式会社
製本所——株式会社難波製本
装　幀——山田英春
検印省略　
ISBN978-4-535-98486-8　Printed in Japan